D1713706

NIGEY LENNON
LIONEL ROLFE

LAS **SALES** DE SCHÜSSLER

UNA GUÍA FÁCIL

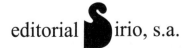

editorial Sirio, s.a.

Si este libro le ha interesado y desea que lo mantengamos in-
formado de nuestras publicaciones, escríbanos indicándonos
cuáles son los temas de su interés (Autoayuda, Espiritualidad,
Qigong, Naturismo, Enigmas, Terapias Energéticas, Psicología
práctica, Tradición...) y gustosamente lo complaceremos.

Puede contactar con nosotros en
comunicación@editorialsirio.com

La información y los consejos incluidos en este libro se basan en las investigaciones, en las entrevistas y en las experiencias personales de los autores. No tienen
como objetivo sustituir a la consulta con un profesional de la salud. El editor y los
autores no se responsabilizan de ningún efecto o consecuencia negativa del uso de
cualquiera de los consejos, de los preparados o de los procedimientos que se recogen en este libro. Todas las cuestiones relacionadas con la salud física deberían ser
supervisadas por profesionales.

Título original: Homeopatic Cell Salt Remedies
Traducido del inglés por Editorial Sirio
Diseño de portada: María Pérez Aguilera

© de la edición original
2004 Nigey Lennon y Lionel Rolfe

Publicado en español según acuerdo con Square One Publishers,
Garden City Park, New York, U.S.A.

© de la presente edición

EDITORIAL SIRIO, S.A.	EDITORIAL SIRIO	ED. SIRIO ARGENTINA
C/ Rosa de los Vientos, 64	Nirvana Libros S.A. de C.V.	C/ Paracas 59
Pol. Ind. El Viso	Camino a Minas, 501	1275- Capital Federal
29006-Málaga	Bodega nº 8,	Buenos Aires
España	Col. Lomas de Becerra	(Argentina)
	Del.: Alvaro Obregón	
	México D.F., 01280	

www.editorialsirio.com
E-Mail: sirio@editorialsirio.com

I.S.B.N.: 978-84-7808-814-0
Depósito Legal: MA-1413-2012

Impreso en los talleres gráficos de Romanya/Valls
Verdaguer 1, 08786-Capellades (Barcelona)

Printed in Spain

Introducción

El doctor Linus Pauling, premio Nobel de Medicina y premio Nobel de la Paz, predijo que los mayores avances que se iban a experimentar a lo largo del siglo XXI se realizarían en el campo de la medicina, de la bioquímica y de la biología molecular. Ideó la teoría de que el movimiento de los átomos y la relación de este movimiento con la salud y la enfermedad se irían comprendiendo mejor a medida que fuera avanzando el siglo.

El doctor Pauling estaba convencido de que el futuro de la medicina no sería el uso de tratamientos médicos para curar ciertas enfermedades específicas, sino que tenderíamos hacia el desarrollo individualizado de medicinas concretas para cada persona —medicinas que, como una huella dactilar, serían un reflejo de los atributos físicos propios de cada individuo y ayudarían específicamente a este a mantener un

5

estado de salud óptimo—. Sorprendentemente, este concepto tan avanzado es muy similar a la teoría acuñada por una escuela de medicina que se originó en Alemania hace más de dos siglos: la homeopatía.

El doctor Wilhem Heinrich Schüssler (1821-1898) nació en Oldenburg, Alemania. Este médico revolucionó casi en solitario la medicina homeopática de mediados del siglo XIX cuando pensó que resultaría útil simplificar los casi dos mil remedios homeopáticos que se utilizaban entonces. Tras comprobar que los ingredientes activos de esta amplia gama de remedios eran sus constituyentes minerales, trabajó en su laboratorio a fin de aislar los componentes minerales que, en última instancia, dieron lugar a doce remedios individuales. Estos remedios pasaron a ser conocidos como las sales de Schüssler.

En la actualidad, gran parte de la medicina homeopática que se aplica en todo el mundo se inspira en el trabajo del doctor Schüssler. Desde el siglo XVIII, la homeopatía ha disfrutado de enorme popularidad en Alemania, Francia, parte de Sudamérica, México y la India. Las sales de Schüssler se emplean frecuentemente en Gran Bretaña (el médico de la reina Isabel practica la homeopatía), mientras que en Rusia ya funcionan importantes clínicas y hospitales homeopáticos en las principales ciudades.

En los Estados Unidos, la homeopatía y el sistema de sales de Schüssler se han mantenido vivos principalmente a través de los esfuerzos de los aficionados, más que de los profesionales. Los facultativos que practican la medicina convencional en este país están relativamente poco familiarizados con la homeopatía, aunque fue en un hospital homeopático de Nueva York donde se emplearon por primera vez los rayos X para luchar contra el cáncer.

Sin embargo, en la actualidad, a medida que el interés público por el cuidado personal y por los remedios naturales crece a pasos agigantados, el conocimiento de la homeopatía se está extendiendo cada vez más. Muchas personas han descubierto por sí mismas que las sales de Schüssler pueden mantener su bienestar, especialmente cuando se utilizan como parte de un sistema integral. Estos remedios son fáciles de obtener, tanto en pequeños comercios como a través de Internet.

Las sales de Schüssler pueden ejercer una serie de efectos extraordinariamente positivos en nuestra salud. Aunque tomes un remedio en particular basándote en tus síntomas, el resultado no solo es eliminar esos síntomas, sino, principalmente, corregir los desequilibrios que los han producido. Gracias a ello, descubrirás que estos remedios son capaces de curar mucho más allá de los síntomas que te han llevado a probarlos. Además, cuanto más te preocupes por mantener tu salud, aprendiendo más sobre las sales de Schüssler y sobre la forma de utilizarlas, mayores beneficios obtendrás.

El propósito de este libro es proporcionar una descripción general de los múltiples beneficios que reportan las doce sales de Schüssler y servir como guía sobre la mejor manera de usarlas con el fin de fomentar y mantener la salud. No es necesario decir que solo se deberían utilizar en aquellos problemas de salud que permiten el autodiagnóstico, el tratamiento personal y la automedicación. Si tienes alguna duda acerca de la gravedad de una enfermedad en particular, deberías consultar con un médico. Además, también sería aconsejable realizar una consulta inicial con un facultativo homeopático. Él hará un historial detallado y será capaz de responder a cualquier duda que puedas tener acerca del uso de los remedios adecuados para tu situación particular. Esto no es algo absolutamente necesario, pero puede ser un primer paso muy valioso antes de comenzar un programa con sales de Schüssler.

Este remedio tiene la ventaja de ser lo bastante simple como para que cualquiera pueda utilizarlo aunque, al mismo tiempo, resulta extraordinariamente poderoso para combatir cualquier dolencia y fomentar la salud y el bienestar. Una vez que conozcas las doce sales de Schüssler y la manera de usarlas para tratar cualquier problema específico, podrás hacerte cargo de tu propia salud y comenzar a experimentar más vitalidad y bienestar. ¡Y no solo mejorará tu salud, sino que también tendrás un mayor conocimiento de ti mismo!

PRIMERA PARTE

Introducción a las sales de Schüssler

I

Historia de las sales de Schüssler

El doctor Hahnemann y el nacimiento de la homeopatía

Durante más de un siglo, las doce sales de Schüssler han mantenido a múltiples seres humanos sanos y en forma. Para comprender cómo y por qué funcionan, es necesario hablar de la homeopatía, la filosofía medicinal de la cual evolucionaron.

En el siglo XVIII, el médico y científico alemán Samuel Hahnemann (1755-1843) desarrolló un concepto médico que se conoció como homeopatía —el prefijo griego *homo* significa «igual»—. Después de llevar a cabo una amplia investigación con miles de medicinas botánicas, el doctor Hahnemann desarrolló la hipótesis de que «lo semejante cura lo semejante». Su investigación apuntaba a que la misma sustancia que había originado los síntomas de una enfermedad en un paciente sano a menudo hacía curar esos *mismos* síntomas cuando estaba enfermo. Las vacunas son un ejemplo patente de esta teoría. Cuando se introduce una diminuta cantidad de un patógeno en el cuerpo, el sistema inmunitario identifica ese patógeno y se arma contra esa infección.

Otro descubrimiento revolucionario realizado por Hahnemann fue que una dosis diminuta de un remedio en particular —menos de una parte por millón— resultaba más eficaz que las grandes dosis que habitualmente se suministraban. En su época, con frecuencia se dispensaban grandes cantidades de sustancias medicinales a los pacientes. La teoría de Hahnemann, según la cual las cantidades minúsculas de una sustancia podrían penetrar directamente a través de los tejidos y permitían al individuo restaurar los procesos corporales sanos célula a célula, era muy avanzada para su tiempo, de igual modo que las vacunas solo comenzaron a emplearse de manera general a mediados del siglo XIX.

En *An Introduction to the Principles and Practice of Homeopathy*, Charles E. Wheeler, médico de consulta del Hospital Homeopático de Londres y antiguo presidente de la Sociedad Británica de Homeopatía, explica:

El éxito de las vacunas no hace sino fortalecer la posibilidad de que lo «semejante» pueda ser un remedio para lo «semejante», porque si no es la homeopatía la que logra remedios para las enfermedades de los agentes considerados la causa de esas enfermedades, resulta difícil encontrar una palabra mejor. La terapia con vacunas no demuestra la verdad de la homeopatía, pero ¿acaso no hace que ésta sea menos paradójica e incita a poner en marcha una investigación independiente?

Estas dos ideas –lo semejante cura lo semejante y el suministro de la dosis mínima– se convirtieron en la piedra angular de la medicina homeopática. También produjeron una división radical entre las dos facciones de la práctica médica, los homeópatas y los *alópatas* (es decir, los no homeópatas). Históricamente, la homeopatía supuso un importante paso adelante tanto en la teoría como en la práctica medicinal. Ya en el siglo XIX se había convertido en un recurso frecuente entre los médicos alópatas administrar de manera rutinaria medicamentos tóxicos en grandes cantidades o aplicar sanguijuelas para «purificar» la sangre del paciente. La ignorancia de los facultativos respecto a la higiene, por otra parte, muchas veces también dio lugar a que la infección se extendiera de paciente a paciente como consecuencia de no lavarse las manos.

Con su enfoque holístico, la homeopatía transformó el paradigma, apartándose de las modalidades médicas externas y de los remedios burdos, y dirigiéndose hacia el concepto de que cada paciente era una persona única que precisaba un diagnóstico individual y un remedio específico para su caso. Como veremos, esta filosofía no solo precedió a muchos descubrimientos médicos modernos, sino que también capacitó a los pacientes para que asumieran más responsabilidad en su propio tratamiento.

El trabajo de Hahnemann dio lugar a la fundación de varios institutos homeopáticos en su Alemania natal. Posteriormente, la homeopatía se convirtió en una práctica médica perfectamente aceptada en ese país y, hacia mediados del siglo XIX, se había extendido a muchos otros países de Europa, además de comenzar a adquirir aceptación general en los Estados Unidos.

La aportación del doctor Schüssler

Medio siglo después de que se produjeran los revolucionarios descubrimientos del doctor Hahnemann, Wilhem H. Schüssler comenzó a practicar la medicina homeopática en Oldenburg, Alemania. El doctor Schüssler, un hombre brillante, dominaba el griego, el latín y el sánscrito, así como el inglés, el italiano y el español, y había leído un amplio catálogo de obras médicas en esos idiomas. Casi desde el principio de su carrera profesional, trabajó para simplificar los más de dos mil remedios que existían en la materia médica homeopática (el repertorio médico).

Estuvo influido por el trabajo pionero del doctor Rudolph Virchow, el padre de la patología moderna. Virchow elaboró la teoría de que las alteraciones que se consideraban enfermedades en realidad eran un indicio de que se estaban produciendo una serie de cambios en el metabolismo de las células. Basándose en esta idea, el doctor Schüssler se convenció todavía más de que los ingredientes activos que se encontraban en la mayoría de los exitosos remedios homeopáticos eran inorgánicos. Su investigación le llevó a la conclusión de que cuando la célula humana se reduce a cenizas, solo quedan doce minerales.

Teniendo en cuenta la teoría de la dosis mínima, infirió que la falta de esos minerales en un organismo vivo impide que los materiales orgánicos penetren en las células, lo cual a su vez dificulta que estas lleven a cabo sus funciones naturales. De ese modo, sugirió que estos doce minerales se tomaran en dosis homeopáticas con el fin de regular la función celular.

Cómo funcionan las doce sales de Schüssler

El sistema de las doce sales del doctor Schüssler condensa los miles de medicinas incluidas en la materia médica homeopática en doce remedios básicos y sugiere que estos pueden conseguir lo mismo que los otros miles de remedios. Algunos facultativos homeopáticos rechazan la idea de que estos doce remedios puedan sustituir a toda la materia médica. Sin embargo, gracias a su simplicidad y a su accesibilidad, sí es cierto que los profanos pueden aprender fácilmente a utilizarlos de manera eficaz para combatir muchos problemas de salud.

El doctor Schüssler estaba convencido de que los ingredientes activos de los remedios homeopáticos son los minerales inorgánicos que afectan al metabolismo de las células. Por ejemplo, uno de los remedios homeopáticos botánicos más famosos es la *pulsatilla*, que se obtiene de la equinácea (*pulsatilla*). Incluso antes del doctor Schüssler, los médicos homeopáticos descubrieron que el ingrediente activo de la *pulsatilla* era la sílice, un mineral. En la práctica homeopática, el remedio de sal sílice muchas veces se considera un refinamiento del remedio botánico *pulsatilla*, el cual se suministra frecuentemente en casos en los que esta no es capaz de proporcionar alivio.

Las sales de Schüssler son necesarias cuando las células carecen de algunos nutrientes, lo cual desemboca en un desequilibrio celular. En un sentido real, cuando tomamos sales de Schüssler, estamos suministrándole a nuestro cuerpo un micronutriente que le permite reconstruirse a nivel celular.

Las doce sales de Schüssler, como todos los remedios homeopáticos, se elaboran en dosis diminutas. Cuanto más pequeño sea el ingrediente activo, más fácil le resulta penetrar en las células y más poderoso es el efecto que ejerce en la función celular.

La elaboración de las sales comienza con una cuidadosa determinación de la calidad de los minerales. En el primer paso del proceso de elaboración, los minerales se muelen a mano —un proceso para el que se emplean al menos doscientas horas; cuanto más finas sean las partículas de los minerales y cuanto mayor sea la potencia que se va a elaborar, más tiempo se emplea en su molienda—. Una vez que el mineral se ha molido en el laboratorio hasta convertirse en un polvo fino, herméticamente sellado para evitar que se escape ninguna partícula, el polvo se transfiere a un mortero eléctrico donde es machacado. La potencia de la sal está determinada por la cantidad de tiempo que se emplea en molerla.

Finalmente, el ingrediente activo se vaporiza, y en ese punto, el aire del laboratorio está lleno de mineral. El operario que elimina el mineral vaporizado del mortero debe llevar puesta una mascarilla, porque el vapor posee un poder de penetración increíble. Las tabletas finales se elaboran con el mineral y lactosa.

En las dosis de Schüssler, menos de una parte por millón del mineral se encuentra presente en la tableta de sal. Se dice que el ingrediente mineral activo se *tritura*, hasta convertirlo en un polvo extraordinariamente fino. En el capítulo 3 describiré las diversas dosis que contienen las distintas tabletas de sales de Schüssler.

La salud a nivel celular

Cada una de las células de nuestro cuerpo es un organismo maravilloso que normalmente selecciona o rechaza sustancias para mantener la salud. Sin embargo, cuando existe una enfermedad o una irritación, la célula pierde su capacidad de regular sus propios procesos. Las células debilitadas deben recibir el mineral que necesitan de forma triturada. Es necesario circunvalar el sistema digestivo a fin de superar la incapacidad de la célula para absorber los nutrientes desde dicho sistema.

Podría parecer extraño pensar que la salud está determinada por estos procesos microscópicos, pero no cabe duda de que es así. Un bioquímico rodó una fascinante película microscópica en la que mostraba cómo una pequeña cantidad de veneno (una parte por millón) comenzaba rápidamente a destruir células. Cuando se observa una demostración tan gráfica, resulta fácil comprender lo dañinos que pueden ser los agentes contaminantes que se encuentran en el aire, en los alimentos y en el agua.

De igual manera, las investigaciones médicas han demostrado que una enfermedad comienza a nivel celular. Por ejemplo, las células sanas requieren dos mutaciones para volverse cancerosas. Si conocemos la manera de mantener sana la función celular, en última instancia será posible evitar que se produzcan estas mutaciones. Tomar sales de Schüssler no previene necesariamente el cáncer, por supuesto, pero hacernos responsables de nuestra salud de dentro hacia fuera —tal y como hacemos cuando sabemos qué sal es la más adecuada para combatir una dolencia en particular— es una buena manera de asegurarnos de que nos mantenemos sanos.

Como queda patente con cada nuevo descubrimiento científico, la salud es un proceso sutil. Nuestra aportación a dicho proceso resulta esencial, y por eso debemos tomar la iniciativa si queremos mantenernos sanos. No solo hemos de preocuparnos de llevar una buena nutrición, sino también de ciertos factores como la contaminación, los agentes químicos que se encuentran en los alimentos que consumimos y todo aquello que penetra en nuestro cuerpo. Las sales del doctor Schüssler son muy eficaces como parte de este método holístico para lograr la salud, ya que les prestan la máxima atención a nuestro propio cuerpo y al entorno que lo rodea. De esta manera, las sales de Schüssler pueden resultar muy útiles, pues ayudan a regular y a equilibrar nuestros procesos bioquímicos a nivel celular.

Posiblemente, la característica más positiva que presentan es que nos las podemos administrar nosotros mismos. Con poco más que este libro y un poco de dinero para adquirir los asequibles remedios (que se pueden comprar por correo, por Internet y en muchos establecimientos de alimentos naturales), podemos tratar de forma eficaz muchas enfermedades y, al mismo tiempo, experimentar una sensación generalizada de salud y vitalidad como nunca antes la habíamos sentido.

No existe ningún misterio que envuelva a las sales de Schüssler y a sus múltiples beneficios. Si padecemos un resfriado común, por ejemplo, al ingerir la sal adecuada, descubriremos el alivio que prometen (pero que nunca ofrecen) esos medicamentos que tanta publicidad reciben. Es importante darse cuenta de que *no podemos hacernos daño con las sales de Schüssler*. Aunque nuestro cuerpo no tenga necesidad de una sal en particular que estemos ingiriendo, esta no producirá ningún efecto negativo en él.

Como veremos, cada una de las sales de Schüssler realiza una función específica en los procesos vitales del organismo, y todas estas funciones y procesos están interrelacionados. La medicina homeopática hace hincapié en la individualidad de las personas: cada una de ellas presentará una serie de síntomas característicos, que indicarán la necesidad que tiene de tomar un remedio en particular.

Cómo nos puede ayudar un homeópata

Aunque la homeopatía resulta específicamente útil en cuestiones de autodiagnóstico y prescripción personal, hay algunos casos en los que son necesarios la evaluación, el juicio y la prescripción de un profesional. Si tienes alguna duda acerca de la gravedad de una dolencia, o si has estado consumiendo una sal en particular o cualquier otro remedio durante un periodo prolongado de tiempo sin obtener alivio, deberías consultar con un médico.

Aunque estés convencido de que no padeces un problema grave de salud, consultar con un homeópata puede proporcionarte mucha información práctica. Un homeópata realizará un historial médico detallado que, como verás, puede resultar extraordinariamente útil para comprender qué remedios podrías necesitar. También puede aconsejarte acerca de cuáles son los remedios adecuados.

Sin embargo, la ventaja que ofrecen las sales de Schüssler es que cualquier persona que tenga un mínimo de información básica puede identificar y tratar toda una serie de dolencias cotidianas, y eso es lo que este libro te ayudará a conseguir. En el próximo capítulo, comenzaremos por examinar de manera individual las doce sales de Schüssler y por hacernos una idea del papel que desempeña cada una de ellas en los procesos corporales.

2

Las doce sales
de Schüssler

Como hemos visto, los remedios homeopáticos del doctor Schüssler abarcan doce sales. Para que puedan funcionar de manera adecuada, las células de nuestro cuerpo necesitan estas sales minerales. Si le proporcionamos una dosis homeopática de uno o más de estos minerales, el organismo puede recuperar la salud, primero a nivel celular, y a continuación a nivel sistémico.

En los siguientes apartados, las sales se citan con su nombre completo (por ejemplo, fluoruro de calcio), junto a sus nombres homeopáticos abreviados entre paréntesis (*calc. fluor.*). Algunos fabricantes de sales de Schüssler las comercializan bajo un nombre genérico, mientras que otros se aferran a la designación homeopática.

Fluoruro de calcio (*calc. fluor.*)

PRODUCTOR NATURAL DE FLEXIBILIDAD Y ELASTICIDAD

El fluoruro de calcio (*calc. fluor.*) es un constituyente de las superficies de los huesos y del esmalte de los dientes, así como un ingrediente importante de las fibras elásticas del cuerpo. Se trata de una unión química de cal y ácido fluorhídrico que produce un remedio con poderes curativos mucho mayores de los que posee cualquiera de sus componentes aislados.

El fluoruro de calcio es muy útil para el tratamiento de infinidad de dolencias de los huesos y los dientes. Muchos expertos culpan de la inusual cantidad de problemas dentales e intersticios (encías) que se observan en los estadounidenses no solo a su deficiente dieta, sino también a la falta de calcio. Por supuesto, la leche y los productos lácteos contienen calcio, pero existen indicios de que el proceso de pasteurización afecta negativamente a este elemento. Las personas que tienen los dientes o las encías sensibles pueden necesitar fluoruro de calcio.

Como principal ingrediente de los tejidos conjuntivos del cuerpo, el fluoruro cálcico muchas veces es importante para tratar enfermedades de la piel y de los vasos sanguíneos. Las hemorroides y las venas varicosas a menudo responden muy bien a un tratamiento con esta sal.

También los individuos que padecen problemas cardiacos pueden encontrar mucho alivio con el fluoruro de calcio. Por supuesto, los problemas cardiacos pueden ser muy graves y, por tanto, en estos casos la automedicación no es aconsejable. Pero el fluoruro de calcio puede ser un poderoso aliado en su plan general de tratamiento.

En ocasiones se recomienda fluoruro de calcio a las personas que padecen sobrepeso —en estos casos deben consumirlo una hora antes de cada comida, alternándolo con el fosfato de calcio—. La idea es que estas dos sales ayudan a la asimilación del almidón y de las grasas que se encuentran en los alimentos. Por supuesto, reducir esos elementos en la dieta también ayuda a perder peso.

Fosfato de calcio (*calc. phos.*)

REGULADOR DE UNA ACTIVIDAD CELULAR SANA

El fosfato de cal, o fosfato de calcio (*calc. phos.*) es una de las sales de Schüssler más importantes. Funciona fomentando una actividad celular sana. Como principal constituyente de todas las células y líquidos del cuerpo, desempeña un papel trascendental en la salud del sistema muscular, esquelético, excretor y linfático.

Es importante señalar que el fosfato de calcio es un ingrediente principal en la mayoría de los suelos productivos; el jardinero que no está familiarizado con el fosfato de calcio como aditivo del suelo es un mal jardinero. Como se puede suponer, es una de las primeras sales que debemos tomar si nos sentimos débiles, así como el remedio principal para los niños que no crecen o que no se desarrollan adecuadamente.

Esta sal tiende a intensificar la acción de otras sales de Schüssler cuyo propósito es fomentar una función celular sana y restaurar la vitalidad de los tejidos y de los órganos debilitados, por lo cual muchas veces se toma acompañada de ellas. El fosfato de calcio es conocido por su capacidad reconstituyente después de haber padecido una infección o una enfermedad aguda. Puede resultar muy útil en aquellas personas que contraen resfriados con facilidad, así como para tratar muchos trastornos de los órganos reproductores, especialmente en las mujeres.

Sulfato de calcio (*calc. sulph.*)

SANADOR Y PURIFICADOR DE LA PIEL Y DE LOS TEJIDOS EXTERNOS

Al sulfato de calcio (*calc. sulph.*) se le ha dado un uso médico desde hace años para realizar escayolas. Las cáscaras de huevo están hechas de este material y los granjeros lo utilizan en el terreno para mejorar el color de las uvas. Pero fueron los homeópatas los primeros en reconocer su valor médico cuando se toma internamente. Como el sulfato de calcio retiene el agua pero tiende a rechazar el ácido, algunos homeópatas creen que actúa como influencia protectora contra los líquidos ácidos.

Es muy útil para proteger las paredes del estómago, así como para los globos oculares, los conductos nasales, la boca, la garganta, la vejiga y muchos otros órganos que necesitan protegerse de la humedad. Asimismo, como la piel puede sufrir muchos tipos de heridas y de daños externos, conviene saber que podemos utilizar el sulfato de calcio como remedio para estas dolencias, debido a que es un excelente sanador de heridas y de trastornos en la piel. Actúa conjuntamente con la sílice (ver la página 29) para curar heridas que emanan pus y para fomentar su sanación. El sulfato de calcio también puede ser útil en el tratamiento de algunos tipos de reumatismo, ya que se trata de un elemento importante en los tejidos conjuntivos del cuerpo.

Fosfato de hierro (*ferrum phos.*)

PODEROSO OXIGENADOR

El fosfato de hierro (*ferrum phos.*) es un potente oxigenador que transporta el oxígeno a través del riego sanguíneo y fortalece las paredes de los vasos sanguíneos, especialmente en las arterias. Como la sangre rica en oxígeno es esencial para nuestra salud, el fosfato de hierro es un elemento crítico en los trastornos que se caracterizan por la congestión, la inflamación, la fiebre o el pulso acelerado.

Este elemento hace que el hierro esté disponible en las células en dosis diminutas, evitando así los efectos secundarios (como la acumulación de mineral o el estreñimiento) que produce su ingestión en grandes cantidades. Naturalmente, es el primer remedio de sales de Schüssler al que se debe recurrir en casos de anemia. Como es un tónico sanguíneo que purifica la sangre y ayuda a regular la función inmunitaria, en muchos casos la toma de este remedio produce una mejoría general en la salud y en la energía.

Fosfato de magnesio (*mag. phos.*)

REMEDIO ANTIESPASMÓDICO

El fosfato de magnesio (*mag. phos.*) es uno de los remedios de sales de Schüssler más importantes. Aunque es muy poderoso cuando se utiliza solo, también está estrechamente aliado con las otras dos sales fosfatos: el fosfato de calcio y el fosfato potásico. Cuando se combinan, los fosfatos son un tónico excelente para los nervios. Como experimentamos la sensación de dolor a través de ellos, los fosfatos, y en concreto el fosfato de magnesio, pueden resultar muy útiles para aliviar el dolor.

El fosfato potásico opera en las fibras grises, y el de magnesio, en las fibras blancas. Las dos están íntimamente conectadas, y si existe una alteración de las moléculas de las fibras grises, es casi seguro que también se producirá una alteración de las fibras blancas. Por tanto, muchos homeópatas que utilizan sales de Schüssler no recomiendan tomar uno de los remedios de fosfato sin incluir también los otros dos.

El magnesio es muy abundante en nuestro cuerpo y se trata de un «oligoelemento». Su cantidad solo se ve superada por el calcio, el potasio y el sodio. El magnesio es muy importante para ayudar a la sangre a mantenerse alcalina y funciona conjuntamente con el fósforo para reconstruir los nervios. También ayuda a fortalecer el esmalte dental. El metabolismo de la glucosa en los músculos depende de un correcto equilibrio de este elemento. El fosfato de magnesio es necesario para la relajación del cerebro, del corazón y de los músculos. Por tanto, resulta muy útil en casos de calambres, espasmos musculares y rigidez muscular.

Cloruro potásico (*kali mur.*)

ACTÚA SUTILMENTE, PERO EN PROFUNDIDAD

El cloruro potásico (*kali mur.*) es una sal que actúa con sutileza y en ocasiones puede estar eclipsada por remedios más espectaculares, como el fosfato de hierro o el cloruro sódico. No obstante, es un constituyente esencial de los músculos, de las células nerviosas y de las cerebrales. De hecho, las células cerebrales no pueden formarse sin esta sal. Desde los tiempos del doctor Schüssler hasta nuestros días, los homeópatas han creído que el cloruro potásico es la sal responsable de construir la fibrina, la fibra proteínica que constituye una parte esencial de la formación de los coágulos de sangre.

En muchos sentidos, el cloruro potásico recuerda al sulfato potásico y está indicado para el tratamiento de muchos trastornos similares. Resulta muy eficaz para el tratamiento de dolencias crónicas, especialmente aquellas en las que existe una inflamación grave, y puede ayudar a destruir los productos de deshecho bacterianos cuando el cuerpo está combatiendo contra una fiebre o contra una infección. Se debería tomar después de que haya estallado la fiebre y el cuerpo comience el proceso de convalecencia y recuperación de la salud. El cloruro potásico retarda el mecanismo de secreción corporal y puede resultar muy útil en casos de expulsión o de coagulación excesiva. Actúa como diluyente de la sangre y ayuda a restaurar el flujo sanguíneo normal a través de las arterias.

El cloruro potásico se debería tomar con asiduidad, acompañado del fosfato de hierro, en casos de resfriado y de otros procesos catarrales. También es eficaz, junto con el sulfato de calcio, para tratar ciertos tipos de reumatismo. Cuando se aplica externamente, el cloruro potásico se emplea para controlar las ampollas, en las quemaduras y las escaldaduras.

Fosfato potásico (*kali phos.*)

CALMANTE DE LOS NERVIOS AGITADOS

El fosfato potásico (*kali phos.*) es el más importante de los tres remedios de sales de Schüssler que contienen potasio. Los homeópatas de todo el mundo recurren a él como un calmante seguro y eficaz. Para su preparación bioquímica, el potasio se mezcla con ácido fosfórico hasta que la solución esté ligeramente alcalina. El ácido fosfórico es vital para el funcionamiento químico del cerebro, porque se combina con otras sustancias y se convierte en un componente de la «materia gris» cerebral. De ese modo, se ha descubierto que el fosfato potásico ayuda a las personas que padecen problemas psicológicos como depresión, ansiedad e irritabilidad. También cura los dolores de cabeza y regenera los patrones de sueño saludables. Este remedio se suele prescribir para superar las pérdidas de memoria y la demencia asociadas al proceso de envejecimiento.

El fosfato potásico funciona como un «detergente» en el intestino grueso y en todo el tracto intestinal. También es vital para la acción del corazón. Algunos investigadores creen que la clave para prevenir el cáncer es conocer los cambios químicos que se producen en las células por efecto del potasio. Las futuras investigaciones sin lugar a dudas desvelarán las conexiones que existen entre los niveles específicos de este elemento y la salud celular, y tal vez ello dé lugar a encontrar maneras de utilizar esta sustancia tan importante en el tratamiento del cáncer.

Sulfato de potasio (*kali sulph.*)

EL BLOQUE DE CONSTRUCCIÓN CELULAR

El sulfato de potasio (*kali sulph.*) funciona en combinación con el fosfato de hierro para ayudar a transportar oxígeno a través del riego sanguíneo hasta las células. Se dice que mientras que el fosfato de hierro regula la «respiración externa» de las células en el intercambio de gases, el sulfato de potasio rige la «respiración interna». Ambas sales actúan de manera concertada en el transporte de oxígeno, aunque se cree que el sulfato de potasio es capaz de transportar oxígeno en aquellos casos en los que el fosfato de hierro no puede hacerlo.

La principal tarea del sulfato de potasio es construir nuevas células cuando las viejas han sufrido daños o han sido eliminadas como consecuencia de una enfermedad. Casi siempre está indicado para tratar problemas en la piel, a menudo combinado con otros remedios.

Esta sal resulta en muchas ocasiones eficaz en el tratamiento del asma, especialmente en el caso del asma bronquial. También es muy efectiva para ayudar a los pacientes a recuperar su sentido del gusto y del olfato cuando han padecido infecciones en la nariz y en la garganta.

Sílice (*sílica*)

IMPORTANTE PURIFICADOR CELULAR

La sílice es uno de los componentes sólidos más abundantes de la Tierra. Procede de las rocas que se han descompuesto en guijarros y, seguidamente, se han reducido a polvo por la acción del viento y de la lluvia. El polvo resultante se convierte en «arena» y es un importante elemento de apoyo de los tejidos conjuntivos, tanto de las células de las plantas como de los animales.

La sílice proporciona literalmente «arena» a la membrana celular y a los tejidos conjuntivos del cuerpo. Es un poderoso purificador y eliminador de toxinas. De hecho, en el siglo pasado, cuando aún no se conocían los antibióticos, era conocida como el «cirujano homeopático» gracias a su extraordinaria capacidad para ayudar al cuerpo a eliminar las toxinas y a curar las infecciones.

Esta sal es eficaz para hacer que los furúnculos y los abscesos eliminen pus. Es un tónico excelente para el cabello y para la piel, que están continuamente mudando las células y se benefician notablemente de las propiedades fortalecedoras de la sílice.

Alivia asimismo la hinchazón y el calor que se generan en las articulaciones y se ha utilizado con éxito para disolver los depósitos de ácido úrico que se producen en la artritis y la gota. En casos de asma que se ha complicado por una abundante mucosidad en el pecho, la sílice puede reducir notablemente la inflamación y ayudar a recuperar la respiración normal.

Cloruro sódico (*natrum mur.*)

REMEDIO PREEMINENTE PARA EL DOLOR DE CABEZA

Aunque es una de las sales más poderosas, y a menudo actúa con notable velocidad en casos de enfermedades graves, el cloruro sódico (*natrum mur.*) probablemente sea más conocido como el remedio principal contra el dolor de cabeza.

El cloruro sódico se presenta en altas concentraciones en los líquidos corporales. Su principal tarea es la creación y estabilización de la presión osmótica, regulando el paso de los líquidos. El proceso de ósmosis es esencial dentro del cuerpo, ya que sin él las células serían incapaces de recibir los nutrientes que precisan y de llevar a cabo muchos de los procesos bioquímicos que necesitan el intercambio de líquidos. Como factor crítico en la promoción de la ósmosis, el cloruro sódico es un importante remedio.

La eficacia de esta sal para el alivio de los dolores de cabeza es un tema que se ha debatido ampliamente en los estudios homeopáticos. La causa principal de los dolores de cabeza emana de los cambios que se producen en el flujo sanguíneo. Los homeópatas han acuñado la teoría de que el cloruro sódico actúa estabilizando el flujo sanguíneo que llega al cerebro, reduciendo de este modo la gravedad de los dolores de cabeza, y a menudo eliminándolos completamente.

Como regula el paso de los líquidos a través de las células, el cloruro sódico también puede ser eficaz para reducir la hipertensión (la tensión sanguínea elevada).

Fosfato de sodio (*natrum phos.*)

EL ANTIÁCIDO BIOQUÍMICO

El fosfato de sodio (*natrum phos.*) también se denomina el «antiácido bioquímico». Se encuentra en la sangre, en los músculos, en los nervios y en las células del cerebro, donde su papel consiste en ayudar a la descomposición del ácido láctico y a la emulsión de los ácidos grasos. En muchos trastornos, el factor causal común es la acidez de la sangre. El fosfato de sodio ayuda a reducir esta acidez y, por tanto, es muy útil para tratar dolencias como la gota, el dolor de espalda, los dolores musculares y la indigestión.

También puede ser eficaz en algunos casos de reumatismo, tomado conjuntamente con el fosfato de hierro, que nunca se halla en estado libre, sino siempre combinado con otros fosfatos. Los cuatro remedios fosfatos, conjuntamente, se utilizan como un neurotónico estándar.

Sulfato de sodio (*natrum sulph.*)

UN REMEDIO PARA EL ASMA

Mientras que el cloruro de sodio atrae el agua *hacia* los tejidos corporales, el sulfato de sodio (*natrum sulph.*) regula la eliminación de líquidos de las células. Esto hace que ese último sea un remedio excelente para muchos trastornos agravados o causados por la humedad, incluyendo el asma. Se ha demostrado que el sulfato de sodio atrae productos de deshecho acuosos de gran tamaño y, seguidamente, los elimina del riego sanguíneo. También se sabe que acelera la sanación de las membranas mucosas. Se ha descubierto que esta sal actúa como un «sensor», ayudando a las células a discernir tanto las sustancias perjudiciales como las beneficiosas en el líquido que las rodea.

El sulfato de sodio puede tratar con éxito la diabetes y, de hecho, desempeña un papel muy importante en la eliminación de muchos problemas digestivos. La literatura médica homeopática recoge que podría ser útil para regular la función hepática y, por tanto, para tratar casos de hepatitis.

Aunque los nombres de estas sales de Schüssler pueden resultar un poco difíciles, lo importante que debemos recordar es que estos minerales proporcionan la estructura y los medios básicos para que exista la vida en este planeta. Descubrirás que cuanto más utilices estos remedios y pronuncies sus nombres, más te familiarizarás con ellos. En el pasado, hubo un tiempo en el que el término «antibiótico» sonaba extraño. Sin embargo, en la actualidad se utiliza con toda naturalidad.

Ahora que conoces mejor los nombres y las funciones de las sales del doctor Schüssler, vamos a ver cuál es la manera más adecuada de utilizarlas.

3

Cómo utilizar las sales de Schüssler

El uso de las sales de Schüssler para tratar problemas específicos

Como hemos visto en el capítulo anterior, cada una de las sales de Schüssler desempeña un papel en los procesos celulares. Una vez que conozcas la tarea básica que lleva a cabo cada una de ellas en el cuerpo, comenzarás a comprender a qué remedio debes acudir cuando quieras tratar un problema de salud específico. En la segunda parte de este libro encontrarás una serie de listas que contienen algunos trastornos particulares, junto al correspondiente remedio de sales de Schüssler más adecuado para tratarlos.

Es importante recordar que las sales de Schüssler no actúan de manera superficial. Puedes estar seguro de que van a equilibrar y regular muchas funciones bioquímicas, fisiológicas y neurológicas, algo que han demostrado durante más de cien años de investigación aplicada. Cuando utilices el remedio exacto que necesitas para tratar un trastorno específico, a menudo experimentarás un alivio instantáneo y permanente, porque habrás localizado de forma precisa la causa raíz de esa dolencia.

Sin embargo, descubrirás que, en algunas ocasiones, las sales de Schüssler tardan más tiempo en producir resultados apreciables. Esto se debe a que, dada su naturaleza, algunos remedios funcionan de manera lenta y profunda, especialmente en el caso de trastornos perdurables o sistémicos. Las sales de Schüssler, tomadas en diminutas dosis, ejercen sus poderosas funciones reparando y manteniendo la salud de tu cuerpo a nivel celular. A largo plazo, te ayudarán a sentirte mejor y a permanecer sano. Pero, especialmente al principio, deberás ser paciente y esperar a que tu organismo responda a ellas, las asimile y, seguidamente, comience a recuperar su funcionamiento normal.

La identificación de tu «remedio constitucional»

Los seres humanos somos exclusivos y cada uno de nosotros poseemos una genética diferente, así como una serie de capacidades físicas, funciones inmunitarias y tendencia a las enfermedades, todo ello influenciado por nuestro entorno. Por supuesto, nuestro cuerpo opera de la misma forma básica que el de los demás seres humanos que nos rodean. Sin embargo, la medicina homeopática considera a cada persona de manera individualizada, especialmente cuando se trata de reconocer ciertos patrones físicos y de comprender qué remedio se puede necesitar para tratar un trastorno específico.

En la medicina homeopática se presta mucha atención al historial médico del paciente, a las enfermedades pasadas y presentes, al metabolismo, a la configuración emocional y a las reacciones específicas que presenta ante los factores físicos y mentales. Más de doscientos años de investigación llevada a cabo por los homeópatas han señalado que la necesidad de aplicar un remedio en particular está claramente indicada por un patrón único y reconocible de factores físicos y mentales.

Para descubrir cuál de los doce remedios es tu propio y específico *remedio constitucional* deberás llevar a cabo tu propia investigación de las sales de Schüssler. Examina las descripciones de los síntomas de cada uno de los trastornos en particular que se recogen en este libro y el correspondiente remedio o remedios de sales de Schüssler que se aconseja para su tratamiento. Descubrirás que irás descartando algunas de las sales, ya que no posees los síntomas que tratan. En algunos casos, puede que presentes algunos de los síntomas, pero no todos. Eso no representa ningún problema, ya que una vez que te hayas familiarizado con cada una de las doce sales y con los papeles específicos que desempeñan en el mantenimiento de la salud, te darás cuenta de cuáles son las más adecuadas para ti.

Es probable que, a medida que vayas estudiando los trastornos y sus correspondientes sales, reconozcas en tu persona un patrón específico de factores físicos y mentales que apuntan hacia un remedio en particular. Esta sal ha sido descrita por parte de los homeópatas como tu remedio constitucional. Una vez identificado, se debería tomar con regularidad, tanto en solitario como acompañado de otras sales de Schüssler que puedas necesitar para tratar una dolencia específica. Aunque tu remedio constitucional puede no estar indicado para tratar un problema de salud que padezcas actualmente, deberías tomarlo con asiduidad para mantener un grado de salud general y para ayudar a otras sales de Schüssler a combatir un trastorno en particular.

A medida que vayas leyendo este libro, también comenzarás a identificar algunos de los patrones que señalan la necesidad de tomar sales de Schüssler en varias combinaciones. Los fosfatos, los cloruros y los sulfatos trabajan de manera conjunta en el interior de las células con el fin de potenciar y de mantener la salud, y en algunos casos se deberían tomar juntos. Para más información, consulta la guía simplificada de remedios que aparece a partir de la página 43.

Si deseas saber más sobre las dosis y los trastornos *agudos y crónicos*, consulta la segunda parte. En el caso de que lleves padeciendo una enfermedad durante mucho tiempo, deberás tomar las sales de Schüssler con menos frecuencia o en dosis más bajas, y en dosis más frecuentes y elevadas si experimentas síntomas repentinos e intensos (agudos).

Cómo tomar las sales de Schüssler

Las sales de Schüssler se pueden encontrar en diferentes formatos. El más común es en forma de una diminuta tableta, que se coloca debajo de la lengua y se deja que se disuelva completamente en la saliva. Normalmente, la dosis es una tableta, aunque en algunas marcas asciende a dos o tres. Algunas sales de Schüssler se pueden encontrar también en formato líquido, en el que el ingrediente activo está disuelto en una solución de alcohol o de agua. En este caso, la dosis es una o más gotas aplicadas debajo de la lengua con un cuentagotas (que normalmente va incluido en el tapón del tarro).

Una vez que hayas tomado las sales de Schüssler, deberías esperar treinta minutos antes de comer o beber nada. La idea es dejar que la dosis triturada atraviese el estómago y se desplace lo más rápidamente posible hacia las células afectadas. Cuando necesites encontrar un alivio rápido, como en el caso de un ataque de hipo, disuelve las tabletas en un vaso de agua templada y tómala en sorbos rápidos.

En ocasiones es aconsejable aplicar externamente las sales de Schüssler, aunque si lo haces así, el remedio también se debería tomar internamente. Puedes aplicar tópicamente la sal disolviendo dos o tres tabletas (o más, si empleas una combinación de diversas sales) en una cucharada de agua caliente. Una vez que las tabletas se hayan disuelto completamente, sumerge un poco de algodón en el líquido y extiéndelo sobre la zona afectada.

Las tabletas de sales de Schüssler contienen el ingrediente activo y una solución de lactosa. En un lugar seco y fresco, se conservan indefinidamente. Sin embargo, antes de utilizar un viejo tarro de sales, comprueba la fecha de caducidad para asegurarte de que el lote todavía es válido. Las sales elaboradas en una solución de alcohol se pueden guardar en el frigorífico o en un botiquín.

Las dosis de sales de Schüssler

Las sales de Schüssler se preparan en diversos grados de fuerza denominados *potencias*. Estas potencias están designadas por un número seguido por la letra x, por ejemplo, 3x, 6x, 10x, 30x, etc. Es importante recordar que los números más altos representan un remedio más potente que los que tienen un número más bajo: una tableta 30x de fluoruro de calcio es diez veces más fuerte que una tableta 3x. Las sales de

Schüssler operan en dosis diminutas. La cantidad de mineral activo que contiene una dosis «x» con un número mayor en realidad es más pequeña y, por tanto, más potente. Las dosis comunes para la mayoría de los trastornos más crónicos y agudos son de 3x y 6x. En términos generales, la mayor parte de los trastornos responderán perfectamente a dosis que no sean superiores a 10x. Normalmente, debes tener en cuenta las dosis con un número «x» alto cuando consultes con un homeópata experto.

Deberías tomar el remedio o los remedios necesarios en las dosis y en las frecuencias que encontrarás indicadas en cualquier parte de este libro o seguir las instrucciones que aparecen en la etiqueta del tarro. Algunas sales de Schüssler se venden en formato líquido; en ese caso, sigue también las instrucciones de la etiqueta para tomar la dosis adecuada.

Si tienes alguna duda acerca de la condición o de la conveniencia de un remedio en particular, consulta siempre con tu médico.

Cómo sanarse uno mismo con las sales de Schüssler

Información general

A lo largo de los años, se ha documentado y publicado en todo el mundo un amplio volumen de información sobre los efectos que tienen las sales del doctor Schüssler. Los datos que se ofrecen en esta sección han sido recopilados de obras clásicas sobre homeopatía, de estudios prácticos publicados y de artículos de prensa, así como de entrevistas realizadas a homeópatas expertos.

La segunda parte comienza con una guía simplificada de remedios que está diseñada para asociar los trastornos de salud con su remedio de sales de Schüssler adecuado. Si utilizas este gráfico, podrás seleccionar rápidamente la sal que se corresponde mejor con un problema específico. Tras la guía, aparece un listado de las doce sales de Schüssler. Cada uno de los listados proporciona un resumen general de los beneficios más comunes que se obtienen con el uso de cada sal. Al final, encontrarás un capítulo dedicado a la juventud y belleza que ofrecen las fórmulas de sales de Schüssler, probadas a lo largo del tiempo para tratar los problemas más comunes relacionados con la belleza y el envejecimiento.

Guía simplificada de remedios

El siguiente es un sencillo listado de algunos de los trastornos más comunes, acompañados de su correspondiente remedio homeopático de sales de Schüssler. Si no encuentras el síntoma o el trastorno que estás buscando, revisa el índice temático que hay al final de este libro. Esta guía no pretende sustituir los consejos de un médico. Cuando sea necesario un diagnóstico, consulta siempre con un profesional cualificado.

TRASTORNO	MÉTODO HOMEOPÁTICO
ACNÉ	Si el problema lleva ya mucho tiempo, el primer remedio a tomar es *calc. phos.* Si las pústulas están húmedas, deberá tomarse *ferrum phos.*, *kali mur.* y *natrum mur.* Y en cualquier caso, siempre *kali sulph.* y silice.

TRASTORNO	MÉTODO HOMEOPÁTICO
ALMORRANAS	*Ver* hemorroides.
ANEMIA	Los fosfatos de calcio (*calc. phos.*), de sodio (*natrum phos.*) y de hierro (*ferrum phos.*) son muy recomendables. Si la anemia va acompañada de un nivel importante de nerviosismo, toma también *kali phos., kali sulph.* y *mag. phos.* En casos crónicos, más de una autoridad ha recomendado altas dosis de estas sales (*Ver también* fatiga y depresión.)
ARTRITIS	Esta dolencia requiere varios remedios, dependiendo de los síntomas específicos. El *ferrum phos.* es esencial para el tratamiento de la inflamación. El *calc. fluor.* y el *calc. phos.* a menudo son necesarios. El *natrum phos.*, el *natrum mur* y la sílice son especialmente buenos para los dolores crónicos (*ver también* reumatismo).
ASMA	El principal remedio para tratar el asma es el *natrum sulph.*, pero en este complejo trastorno las condiciones específicas a menudo requieren otros remedios. La sílice sirve de ayuda cuando el trastorno está agravado por una atmósfera donde hay polvo. El asma nervioso se mitiga por medio del *kali phos.* El asma bronquial acompañado de esputos amarillos necesita *calc. phos.* El *kali phos.*, en frecuentes dosis altas, es el mejor remedio para tratar la respiración dificultosa. El *kali mur.* está indicado cuando existen molestias en el estómago o en el intestino.
BRONQUITIS	Cuando aparece la bronquitis, toma *ferrum phos.* cada dos horas. En la segunda etapa, añade *kali mur.* Si tienes expectoración verdosa, toma *kali sulph.* y *natrum mur.* Se debería usar *ferrum. phos.* y *kali mur.* para tratar todas las dolencias crónicas (*Ver también* resfriados, tos, gripe e irritación de garganta).

TRASTORNO	MÉTODO HOMEOPÁTICO
Calambres	El *mag. phos.* y el *calc. phos.* siempre son los principales remedios para los calambres musculares. También es muy útil la sílice.
Caspa	*Ver* problemas relacionados con el cabello.
Comezón	En el caso de padecer comezón, prueba a empapar un paño limpio en una solución caliente de *natrum phos., mag. phos.* y *kali phos.* Empapa la zona afectada. El *kali phos.* está indicado para la comezón en la piel.
Depresión	El *kali phos.* es el remedio principal para tratar la depresión. También deberías tomar *ferrum phos.* y *calc. phos.* Sería conveniente leer los capítulos dedicados a estos remedios. Sin embargo, tus propias indicaciones particulares pueden hacer que sea necesario recurrir a otro remedio. La sílice también es un tratamiento importante. Si crees que sufres depresión, existen otros tratamientos naturales adicionales. Para más información acerca de las opciones de tu tratamiento, consulta con un profesional de la salud.
Diabetes	El *natrum sulph.* y el *ferrum phos.* siempre se necesitan para tratar la diabetes. Los primeros síntomas de esta dolencia requieren *natrum mur., natrum phos.* y *mag. phos.* El *kali mur.* está indicado para tratar la debilidad y el *calc. phos.* para la sequedad bucal o cuando se sienten muchos deseos de tomar sal o beicon. Tanto el *calc. sulph.* como el *kali sulph.* también pueden ayudar. Si padeces diabetes, deberías estar bajo los cuidados de un médico.

TRASTORNO	MÉTODO HOMEOPÁTICO
DIARREA	El *ferrum phos.* siempre está indicado para los casos de diarrea. Si esta va acompañada por estreñimiento intermitente, los sodios (*natrum mur., natrum phos.* y *natrum sulph.*) son buenos tratamientos. Cuando las deposiciones desprenden demasiado olor, toma *kali phos.* El *mag. phos.* está indicado cuando vaya acompañada de flatulencias o calambres. El *kali mur.* puede ayudar en casos de deposiciones pálidas producidas por alimentos grasos (*Ver también* estreñimiento, problemas relacionados con la digestión, problemas relacionados con la acidez de estómago y vómitos).
DOLOR	El *ferrum phos.* y el *mag. phos.* se prescriben frecuentemente para tratar el dolor. El *calc. fluor.* está indicado para dolores y molestias en las extremidades debidos a una mala circulación y el *kali mur.* para tratar dolores en las encías o gástricos. El *kali sulph.* es bueno para los dolores de estómago, el *natrum phos.* para los relacionados con la acidez y el *natrum sulph.* para los asociados a los problemas hepáticos.
DOLOR DE ESPALDA	La sílice está indicada cuando existe un dolor espasmódico. El *ferrum phos.* se necesita en casos de lumbago. Los dos remedios principales para el dolor de espalda son el *calc. fluor.* y el *natrum mur.* Las otras dos sales de sodio –*natrum sulph.* y *natrum phos.*– también se usan, en ocasiones, al igual que el *kali phos.*

TRASTORNO	MÉTODO HOMEOPÁTICO
DOLORES DE CABEZA	El *natrum mur.* es el primer remedio que se debe tomar. Asimismo podrías optar por el *calc. sulph.* El *mag. phos.* y el *kali phos.* también podrían ser eficaces, así como el *natrum phos.* Acuérdate además de tratar las causas de los dolores de cabeza: indigestión, acidez, nerviosismo, etc. En el capítulo dedicado al *natrum mur.* encontrarás más información sobre los dolores de cabeza.
ENURESIS	*Ver* incontinencia urinaria.
ESTREÑIMIENTO	En caso de estreñimiento crónico, toma *natrum phos.* y *natrum sulph.* Si el trastorno es consecuencia de un exceso de sequedad en el intestino, deberías tomar *natrum mur.* Si el estreñimiento está acompañado de indigestión, emplea *kali mur.* El *calc. mur.* ayudará a un intestino que está excesivamente relajado. El *kali sulph.* hará que se ablanden las deposiciones duras y complicadas. La sílice te ayudará cuando resulte difícil expulsar las deposiciones. El *kali phos.* está indicado cuando los intestinos sean extraordinariamente difíciles de mover. No hace falta decir que si padeces un problema en el intestino, debes vigilar de cerca tu dieta.
FATIGA	El agotamiento nervioso y la debilidad general son rasgos característicos de la fatiga. Si sientes fatiga, toma *calc. phos., kali phos.* y *ferrum phos.* Una autoridad en la materia también sugiere que se tome sílice en dosis 30x por las noches antes de irse a dormir. Se debería ingerir la sílice dos veces a la semana (*Ver también* problemas relacionados con la digestión).
FIEBRE DEL HENO	Toma *natrum sulph., natrum mur., ferrum phos.* y *kali phos.* en casos de fiebre del heno, ingiriendo las las tabletas, pero trata también de inhalar varias veces al día una loción diluida en agua.

TRASTORNO	MÉTODO HOMEOPÁTICO
GASES	En casos de flatulencias, toma *mag. phos., calc. phos.* y *kali mur.* (*Ver también* problemas relacionados con la digestión).
GOTA	Durante las etapas de inflamación y al inicio del problema, toma *ferrum phos.* El remedio principal es el *natrum sulph.*, pero el *natrum phos.* también está indicado, especialmente cuando existe una sudoración profusa y amarga. El *mag. phos.* y el *kali mur.* están indicados cuando el dolor es agudo (*Ver también* dolor).
GRIPE	El *natrum sulph.*, el *ferrum phos.* y el *kali mur.* se deberían tomar cada hora hasta que la fiebre haya remitido. Durante la convalecencia, utiliza *kali phos.* y *calc. phos.* El *kali mur.* es bueno para acompañar a los dolores de las extremidades.
HEMORROIDES	El *calc. fluor.* es el principal remedio para las hemorroides. El *ferrum phos.* también está indicado. Si las hemorroides están conectadas con el estreñimiento, debes tratar también ese trastorno. El *calc. phos.* se puede alternar con el *calc. fluor.* en casos de anemia. Toma los remedios adecuados para tratar los problemas nerviosos relacionados.
HIPO	Toma *mag. phos.* y *natrum mur.* en agua caliente para tratar el hipo. Bebe el líquido tomando sorbos rápidos.
HUESOS DEBILITADOS	Toma *calc. phos.* para tratar fracturas; *ferrum phos.* para enfermedades relacionadas con los huesos, trastornos en las articulaciones de la cadera, etc.; sílice para todo tipo de enfermedades óseas; *calc. sulph.* para úlceras en los huesos y *natrum sulph.* si tienes dolores en los huesos y sufres fracturas en las articulaciones. Por supuesto, un médico debería tratar los huesos rotos y las enfermedades óseas.

TRASTORNO	MÉTODO HOMEOPÁTICO
INCONTINENCIA URINARIA	El *kali phos.* ayuda a los niños muy nerviosos. El *natrum phos.* está indicado cuando muestran síntomas de acidez y beben demasiado antes de irse a la cama. El *ferrum phos.* resulta útil si existe debilidad muscular.
INFLAMACIÓN	Primero toma *ferrum phos.*, especialmente en las primeras etapas ,antes de que se produzcan las secreciones. El *kali mur.* está indicado para las secreciones blancas, el *kali sulph.* para las amarillas y el *calc. sulph.* hacia la parte final del problema. La sílice también es importante para la inflamación.
INSOMNIO	Los tres remedios principales para tratar el insomnio son los fosfatos de hierro, potasio y magnesio (*ferrum phos., kali phos.* y *mag. phos.*). El *natrum phos.* puede ayudar en casos de sueño alterado. El *natrum sulph.* también es útil (*Ver también* fatiga y nerviosismo).
IRRITABILIDAD	En los casos de irritabilidad, toma *kali phos.* por las mañanas y *mag. phos.* cuando te vayas a acostar, ambos en dosis 30x. Los mismos remedios también funcionan bien en las dosis de Schüssler (*Ver también* pérdida de memoria).
IRRITACIÓN DE GARGANTA	El *ferrum phos.* y el *kali mur.* son los remedios principales para la irritación de garganta. Toma otros remedios según el color de las secreciones. El *calc. fluor.* te podrá ayudar, al igual que el *kali phos.* Deberías tomar *calc. sulph.* cuando sientas los primeros síntomas de irritación de garganta (*Ver también* resfriados y tos).
LESIONES EN LA CABEZA	El *natrum sulph.* es el remedio para las viejas lesiones en la cabeza.

TRASTORNO	MÉTODO HOMEOPÁTICO
Mal de mar	En caso de que te marees en el mar, toma *kali phos.* y *natrum mur.* antes de zarpar y durante el viaje.
Mareos	En caso de padecer mareos, toma *kali phos.* y *natrum mur.* antes de salir y durante el viaje.
Melancolía	El *kali phos.*, el *natrum mur.* y el *kali sulph.* son los remedios recomendados para la melancolía.
Nerviosismo	Toma *kali phos.* para el nerviosismo. Si eres una persona nerviosa que no digiere muy bien la comida, toma *calc. phos.*
Neuralgia	El *kali phos.*, el *ferrum phos.* y el *kali sulph.* están indicados cuando la neuralgia empeora con el calor. El *mag. phos.*, cuando empeora con el frío. La sílice y el *calc. sulph.* pueden ayudar si el problema es persistente.
Obesidad	El *natrum mur.*, el *natrum phos.*, el *calc. phos.* y el *calc. fluor.* están indicados para tratar la obesidad.
Osteoporosis	*Ver* huesos debilitados.
Pérdida de apetito	Toma *natrum sulph.*, *natrum phos.* y *calc. phos.* antes de cada comida.
Pérdida de memoria	En los casos de pérdida de memoria, toma *kali phos.* por las mañanas, *mag. phos.* durante el almuerzo, *natrum mur.* antes de cenar y sílice antes de acostarte.
Pérdida de olfato	La sílice y el *kali phos.* deberían ayudarte a recuperar el sentido del olfato.
Pérdida de voz	El *ferrum phos.* es el principal remedio para la pérdida de voz. Pero el *kali mur.*, tomado antes de cada comida, también te ayudará. El *kali phos.* y el *mag. phos.* te serán de utilidad cuando la causa sea el nerviosismo.

TRASTORNO	MÉTODO HOMEOPÁTICO
PESADILLAS	El *natrum mur.* se debería tomar por las mañanas y por las noches cuando se padezcan pesadillas. El *kali phos.* y el *natrum phos.*, antes de las comidas.
PRIMEROS AUXILIOS	Se debería aplicar *ferrum phos.* a la zona dañada en forma de polvo. Utiliza *kali mur.* y *ferrum phos.* para la hinchazón. El *calc. sulph.* ayudará a curar las heridas que están supurando. La sílice está indicada cuando existe una importante supuración amarilla. El *natrum sulph.* y el *natrum mur.* son buenos para tratar una conmoción.
PROBLEMAS CON EL FLUJO MENSTRUAL	El *ferrum phos.* y la sílice son importantes para tratar los problemas de flujo menstrual. En general, si existe una ausencia de menstruación, también se recomienda el *kali phos.* El *mag. phos.* debería aliviar los dolores o los calambres agudos. El *natrum mur.* reduce un flujo que es demasiado profuso. El *kali mur.* está indicado cuando existan coágulos oscuros en un flujo demasiado frecuente o que llega demasiado temprano. El *calc. phos.* ayuda a aliviar la anemia en las mujeres jóvenes (*Ver también* problemas relacionados con la secreción vaginal).
PROBLEMAS DE PESO	*Ver* pérdida de apetito y obesidad.
PROBLEMAS DENTALES	*Ver* problemas relacionados con las encías y problemas relacionados con los dientes.

TRASTORNO	MÉTODO HOMEOPÁTICO
Problemas relacionados con el cabello	La sílice es el remedio más importante para tratar los problemas del cabello. El *kali sulph.* también resulta muy útil. En casos de pérdida de cabello, toma *kali phos.* y sílice, y date un masaje en la cabeza. Cuando la causa de la calvicie sea esencialmente genética, nada, ni siquiera las sales de Schüssler, puede impedirla. En caso de que no sea así, el *natrum mur.* a menudo sirve de ayuda. El *kali sulph.* se debería tomar en casos de caspa.
Problemas relacionados con el corazón	Consulta con tu médico sobre cualquier síntoma problemático que tengas en el corazón. El *calc. fluor.*, el *ferrum phos.* y la sílice se recomiendan para tratar la arterioesclerosis. Los dolores en el pecho precisan de *mag. phos.* o *kali phos.* El *ferrum phos.* y el *kali mur.* son remedios esencialmente secundarios. Vierte seis tabletas de cada sal en una taza de agua caliente y bebe el líquido durante los ataques. Consulta inmediatamente con un médico.
Problemas relacionados con el hígado	El *kali mur.* es importante para tratar problemas hepáticos. El *natrum sulph.* y el *calc. sulph.* están indicados para la biliosidad. Utiliza *kali mur.* en lugar de *calc. sulph.* si tienes la lengua de color blanco o gris. Los remedios que contienen sodio (*natrum mur., natrum sulph.* y *natrum phos.*) y el *ferrum phos.* están indicados para la fiebre y los casos de acidez. Si el problema se llega a convertir en ictericia, añade *kali sulph* (*Ver también* dolor).

GUÍA SIMPLIFICADA DE REMEDIOS

TRASTORNO	MÉTODO HOMEOPÁTICO
PROBLEMAS RELACIONADOS CON EL OÍDO	El *ferrum phos.* y el *mag. phos.* se recomiendan para la inflamación y el dolor. El *natrum mur.* y el *kali phos.* están indicados en casos de sordera. Toma *kali mur.* para la inflamación y el dolor que parecen estar situados en el oído medio. En caso de tener secreciones, toma *calc. phos.* y *calc. sulph.* Los dolores de oído en los niños responden bien al *kali sulph.* Una vez más, al primer síntoma de inflamación del oído, llama a tu médico.
PROBLEMAS RELACIONADOS CON LA ACIDEZ DE ESTÓMAGO	Los dolores de cabeza, la flatulencia y la biliosidad son problemas relacionados. Todos ellos precisan *natrum phos., natrum sulph.* y sílice. Disuelve estas sales de Schüssler en agua caliente y bebe el líquido (*Ver también* dolor y vómitos).
PROBLEMAS RELACIONADOS CON LA DIGESTIÓN	El *calc. phos.* siempre es una gran ayuda para realizar una buena digestión. La sílice también resulta muy útil. En caso de flatulencias, toma *mag. phos., calc. phos.* y *kali mur.* Por supuesto, casi todas las sales de Schüssler desempeñan un papel importante a la hora de tener una buena digestión (*Ver también* pérdida de apetito, estreñimiento, diarrea, obesidad, dolores y problemas relacionados con la acidez de estómago).
PROBLEMAS RELACIONADOS CON LA EDAD	El *calc. phos.* y el *calc. fluor.* son especialmente útiles para las personas mayores. El *calc. phos.* y el *kali phos.* se prescriben en casos de senilidad prematura (*ver también* artritis, huesos, debilitados, problemas relacionados con la vejiga, problemas relacionados con la digestión, fatiga, pérdida de memoria y falta de vitalidad).

TRASTORNO	MÉTODO HOMEOPÁTICO
PROBLEMAS RELACIONADOS CON LA MENOPAUSIA	El *ferrum phos.*, el *kali phos.*, el *calc. phos.*, el *natrum phos.* y la sílice deberían ayudar a aliviar los síntomas de la menopausia (*Ver también* dolores de cabeza y trastornos relacionados con el estado de ánimo).
PROBLEMAS RELACIONADOS CON LA SECRECIÓN VAGINAL	*Ver* «secreciones» para determinar el remedio adecuado para las secreciones vaginales. La sílice ayudará cuando sean profusas. El *kali mur.* normalmente te servirá de ayuda. El *natrum mur.*, el *mag. phos.* y el *natrum sulph.* resultan útiles para aliviar la irritación (*Ver también* problemas con el flujo menstrual).
PROBLEMAS RELACIONADOS CON LA TRANSPIRACIÓN	La sílice reducirá la transpiración excesiva y el *kali sulph.* debería ayudar a producirla cuando sea necesario.
PROBLEMAS RELACIONADOS CON LA VEJIGA	Si tienes que correr constantemente al cuarto de baño, toma *mag. phos.*, *calc. phos.*, *natrum phos.* y *natrum sulph.* Cuando existen problemas crónicos, utiliza *kali mur.* y sílice. Deberías estar bajo la supervisión de un médico. Si se trata de un problema crónico, el *ferrum phos.* está indicado cuando existe inflamación.
PROBLEMAS RELACIONADOS CON LAS ENCÍAS	En los casos de encías irritadas, toma *calc. fluor.* y *kali mur.* antes de las comidas. La sílice ayuda a la supuración y el *ferrum phos.* cuando las encías están inflamadas. El *calc. phos.* debería ser útil a la hora de curar las encías pálidas, y el *natrum phos.* en casos de piorrea.

TRASTORNO	MÉTODO HOMEOPÁTICO
PROBLEMAS RELACIONADOS CON LOS DIENTES	Si sientes fiebre durante el dolor de muelas y dientes, toma *ferrum phos.* y *kali sulph.* El *mag. phos.* es bueno para el dolor. El *calc. phos.* se recomienda para una dentición lenta en los niños. La sílice está indicada generalmente para los dientes. El *calc. fluor.* ayuda a corregir las deficiencias del esmalte. El *natrum mur.* controla el exceso de salivación (*Ver también* problemas relacionados con las encías).
PROBLEMAS RELACIONADOS CON LOS OJOS	Después de haber consultado con tu médico sobre un problema ocular de naturaleza grave, puedes tomar sílice acompañada de cualquier tratamiento que te haya indicado. Tomado con *ferrum phos.* ayuda a aliviar la inflamación y la conjuntivitis. Si tienes pus de color amarillo, utiliza *kali mur.* o *natrum phos.* La sílice y el *natrum mur.* están indicados en casos de cataratas. Otras sales de Schüssler para los ojos son el *calc. phos.*, el *calc. sulph.* y el *calc. fluor.* Cuando los problemas de la vista van acompañados de nerviosismo, los fosfatos pueden servir de ayuda. El *natrum mur.* y el *calc. sulph.* están indicados en los casos de visión doble.
PROBLEMAS RELACIONADOS CON LOS SENOS NASALES	El *ferrum phos.* está indicado para todo tipo de inflamaciones en los senos nasales. El *calc. phos.* ayuda cuando existe una secreción blanquecina; el *natrum mur.* cuando la secreción es clara; el *kali mur.* si existe una secreción fibrinoide; el *kali sulph.*, cuando es amarillenta o verdosa, y el *calc. fluor.* cuando es amarillenta y grumosa. Además, se debería alternar la sílice con el *calc. fluor.* y el *calc. sulph.* (*Ver también* secreción).

TRASTORNO	MÉTODO HOMEOPÁTICO
QUEMADURAS SOLARES	En el caso de las quemaduras solares, el *natrum mur.* se debería tomar antes de las comidas mezclado con agua caliente. El *kali phos.* y el *kali sulph.* también son útiles antes y después de las comidas.
RESFRIADOS	Toma *ferrum phos.*, ya que detendrá el resfriado si se toma cuando comiencen los síntomas. El *kali mur.* y el *natrum mur.* también son muy recomendables. La sílice puede ayudar, al igual que el *calc. phos.* tomados al final de un resfriado (*Ver también* bronquitis, tos, gripe e irritación de garganta).
REUMATISMO	El *ferrum phos.* y el *natrum phos.* se deberían usar para tratar el reumatismo acompañado por una fiebre aguda. El *natrum phos.* y la sílice, para los problemas crónicos. El *ferrum phos.* y el *mag. phos.* pueden ayudar cuando los dolores aparezcan de forma gradual. El *mag. phos.* y el *kali sulph.* alivian los dolores variables. El *calc. fluor.* es bueno para las articulaciones. El *natrum sulph.* funciona muy bien cuando el tiempo es húmedo.
RIGIDEZ DEL CUELLO	Disuelve un poco de *ferrum phos., natrum phos.* y *natrum mur.* en agua caliente, empapa una gasa en la solución y envuélvela alrededor del punto afectado.

TRASTORNO	MÉTODO HOMEOPÁTICO
SECRECIÓN	La secreción va acompañada por signos evidentes que indican la necesidad de tomar una sal específica. El estreñimiento, la irritación de la piel y el asma suelen tener secreciones de colores característicos. El *natrum mur.* está indicado cuando la secreción es clara; el *ferrum phos.* y el *calc. fluor.*, cuando va acompañada de sangre; el *kali mur.*, cuando es grisácea; el *natrum phos.* el *kali mur.* y el *kali sulph.*, cuando es amarilla, y el *natrum sulph.*, cuando es verde. Si la secreción tiene un sabor amargo, toma *natrum phos.*
SONAMBULISMO	En los casos se sonambulismo, toma *natrum mur.* y *kali phos.* antes de las comidas y sílice justo antes de acostarte.
TOS	El *mag. phos.* y la sílice están indicados en casos de tos picante y espasmódica. Si la tos empeora por la noche en habitaciones caldeadas, toma *kali sulph.* Opta por *calc. sulph.*, alternándolo con *ferrum phos.*, en caso de padecer tos débil y ruidosa. Otros tipos de toses se pueden tratar con sales de Schüssler tomadas durante el tratamiento normal de un resfriado (*Ver también* bronquitis, resfriados, gripe e irritación de garganta).
TRASTORNOS ALIMENTARIOS	*Ver* pérdida de apetito, problemas relacionados con la digestión, gases, obesidad y problemas relacionados con la acidez de estómago.
TRASTORNOS DEL SUEÑO	*Ver* incontinencia urinaria, insomnio, pesadillas y sonambulismo.
TRASTORNOS RELACIONADOS CON EL ESTADO DE ÁNIMO	*Ver* depresión, irritabilidad, melancolía y nerviosismo.

TRASTORNO	MÉTODO HOMEOPÁTICO
TRASTORNOS RELACIONADOS CON LA CONDUCTA	*Ver* depresión, irritabilidad, melancolía y nerviosismo.
UÑAS QUEBRADIZAS	La sílice es el principal remedio para las uñas quebradizas. Lee la sección sobre belleza y sílice que se encuentra en la página 146.
VENAS VARICOSAS	El *ferrum phos.*, el *calc. fluor.* y la sílice son los remedios que se recomiendan para las venas varicosas. Toma las sales de Schüssler internamente y aplícatelas también externamente.
VERRUGAS	Para librarte de las verrugas, el *kali mur.*, el *natrum sulph.*, el *natrum mur.* y la sílice se deberían tomar internamente y aplicar externamente.
VÉRTIGO	Toma *ferrum phos.* para el vértigo que está acompañado de un dolor palpitante y un torrente de sangre a la cabeza, *kali phos.* cuando esté conectado con mareos y *natrum sulph.* cuando el mareo esté acompañado de un sabor amargo en la boca. El *natrum phos.* está indicado cuando existan problemas gástricos.
VÉRTIGOS	El *ferrum phos.* ayudará a aliviar los vértigos. También se recomienda el *kali phos.*
VITALIDAD, FALTA DE	Cada vez que sientas falta de vitalidad, toma un tónico elaborado con las cinco sales fosfatos: *calc. phos., mag. phos., ferrum phos., natrum phos.* y *kali phos.*

TRASTORNO	MÉTODO HOMEOPÁTICO
VÓMITOS	El *ferrum phos.*, el *natrum phos.*, el *kali mur.* y el *calc. fluor.*, disueltos en agua caliente y tomados a sorbos, te ayudarán con los vómitos. El *natrum phos.* y el *natrum sulph.* son efectivos contra los vómitos ácidos; el *kali phos.* y el *natrum phos.*, contra los que parecen granos de café (*Ver también* problemas relacionados con la acidez de estómago).

Fluoruro de calcio
(*calc. fluor.*)
Productor natural de flexibilidad y elasticidad

La sal fluoruro de calcio (*calc. fluor.*) puede ayudar en el tratamiento de una gran variedad de problemas de salud, desde hemorroides y venas varicosas hasta un dolor de cabeza persistente, gota y problemas anales, como la urticaria y las fisuras. Y ese es solo el principio. Existen muchos otros problemas que este remedio puede ayudar a tratar, incluyendo muchos síntomas psicológicos, como por ejemplo el miedo infundado a sufrir problemas económicos o la indecisión acerca de asuntos menores que no son muy importantes pero que, de todos modos, te siguen causando preocupación.

El *calc. fluor.* es una unión química de cal y ácido fluorhídrico. Esta unión da lugar a un remedio que posee una serie de propiedades curativas que ninguno de sus constituyentes contiene por sí solo. Como sucede con otras sales de

Schüssler, a menudo resulta más útil cuando se toma junto con otras sales.

El *calc. fluor.* es muy eficaz en el tratamiento de innumerables trastornos de los huesos y de los dientes. Muchos expertos no solo culpan de la insólita cantidad de trastornos dentales que padecen los norteamericanos a una deficiente dieta, sino también a la falta de calcio. Se puede encontrar calcio en la leche y en los productos lácteos, por supuesto, pero también hay indicios de que el proceso de pasteurización afecta negativamente a este elemento.

El fluoruro de calcio es un componente de la superficie de los huesos y del esmalte de los dientes. También es uno de los ingredientes principales de las fibras elásticas corporales, lo cual significa que frecuentemente es de suma importancia en el tratamiento de enfermedades de la piel y de los vasos sanguíneos.

Las hemorroides

Como el fluoruro de calcio es un componente principal de las fibras elásticas, resulta muy útil en el tratamiento de trastornos como las venas varicosas y las hemorroides. Estas últimas se producen en muchas ocasiones cuando los vasos sanguíneos se dilatan y pierden su elasticidad. El papel que desempeña el fluoruro de calcio en la recuperación de la buena salud es su capacidad para mantener la elasticidad de los tejidos y para restaurar esta elasticidad allá donde falta.

Los problemas cardiacos

Quienes padecen problemas cardiacos pueden encontrar mucho alivio con el fluoruro de calcio. Si se siente un dolor agudo, es aconsejable tomar una dosis aproximadamente cada quince minutos. Por supuesto, los problemas graves de salud como este deberían estar bajo la supervisión de un médico.

Los dientes sensibles pueden necesitar fluoruro de calcio y los tendones musculares tensos también responderán bien a él. Ambos trastornos se pueden tratar con este remedio, disuelto en agua y aplicado externamente con un poco de algodón o internamente en forma de tableta. El *calc. fluor.* también puede ser de gran ayuda en casos de vómitos (aunque deberías sustituirlo por *natrum sulph.* o *natrum phos.* si el vómito es de color verde o si tiene un olor amargo). Si la orina presenta un olor desagradable, el *calc. fluor.* podrá ayudarte.

El fluoruro de calcio se ha recomendado incluso como el remedio de sales de Schüssler adecuado para tratar la obesidad, y se debe tomar una hora antes de cada comida, alternándolo con el fosfato de calcio. La idea es que estas dos sales de Schüssler ayudarán a la asimilación del almidón y de la grasa en las comidas. Por supuesto, reducir estos dos elementos también sería de gran ayuda.

El fluoruro de calcio es un remedio potente que puede ayudar a tratar muchos problemas salud que se originan como consecuencia de la falta de elasticidad en los tejidos. Veamos específicamente de qué problemas se trata y cómo muchos pacientes se han beneficiado de esta sal.

La salud en los huesos

Como ya he mencionado antes, el fluoruro de calcio es beneficioso en el tratamiento de los problemas óseos. Uno de los casos más fascinantes lo relató un médico: un amigo suyo había comprado un caballo de pura raza, «por un precio muy reducido, teniendo en cuenta su magnífico pedigrí».

El médico pensaba que el caballo no valía nada, debido a la deficiente osificación que presentaba alrededor de las articulaciones inferiores y a que tenía las pezuñas dilatadas y malformadas.

Para solucionar esos problemas, sometieron al animal a un tratamiento de *calc. phos.*, pero no consiguieron resultados. Seguidamente, le suministraron *calc. fluor.* en dosis 30x una vez al mes durante tres meses. A continuación, el médico no le aplicó ningún tratamiento durante tres meses y, después, volvieron a suministrarle *calc. fluor.* a lo largo de otros cuatro meses. En ese tiempo, el caballo se recuperó y volvió a estar sano. Una de sus patas delanteras había mejorado ostensiblemente, al igual que las pezuñas. En un plazo de dos años, el animal estaba sano y perfectamente normal, y siguió ganando premios en las carreras de obstáculos. Se llegó a la conclusión de que sus problemas óseos se habían debido a la sobrealimentación, y el médico se quedó impresionado por los sorprendentes resultados que había demostrado el *calc. fluor.* para remediar la situación.

Seguramente, muy pocos lectores de este libro posean caballos de carreras que padezcan problemas óseos, pero pueden tomar nota de la moraleja que encierra esta historia. El fluoruro de calcio es beneficioso en el tratamiento de muchos trastornos relacionados con los huesos, las articulaciones y los músculos. Por ejemplo, casi siempre se prescribe para el ensanchamiento de las articulaciones de los dedos como consecuencia de la gota.

El dolor de espalda

Si notas que tienes la columna vertebral irritada o si sientes dolores o fatiga en la parte inferior de la espalda, acompañados por una sensación intensa y los intestinos constreñidos, toma *calc. fluor.* en una dosis 6x al menos cada media hora. Resulta muy útil disolver un par de tabletas en un vaso de agua y pasar una esponja impregnada con la mezcla sobre la zona afectada.

Robert R., escayolista de veintinueve años, padecía dolores de espalda agudos, algunas veces a última hora de la mañana y otras por la noche. Aquello le mermaba notablemente el rendimiento en su trabajo, porque no podía manipular nada que estuviera por encima de su cabeza durante periodos prolongados de tiempo. Si lo hacía, sentía como si se le fuera a romper la espalda. El doctor le recetó varias dosis de *calc. fluor.* alternándolas cada cuatro horas con *natrum mur.* durante dos semanas. Robert afirmó que había comenzado a sentirse mejor después de haber tomado solo dos o tres dosis y que su dolencia crónica había desaparecido completamente después de varias semanas de tratamiento.

Las venas varicosas, las hemorroides y la depresión

Las venas varicosas y las hemorroides son dos problemas que el *calc. fluor.* puede curar. Podría darse el caso de que estos dos trastornos se dieran juntos. Cuando es así, los pacientes que los sufren han sido descritos por los médicos como «casos de fluoruro de calcio».

Tomemos el caso de Beverly E., de cincuenta y cinco años. Era una mujer corpulenta y madre de cinco hijos. Padecía un trastorno muy doloroso de venas varicosas en las piernas y en la vulva. Las venas de la parte inferior de las piernas le sobresalían como si fueran cuerdas. No era una persona feliz. Beverly se sentía muy deprimida. El clima húmedo y frío propio del lugar donde vivía no era adecuado para ella.

Su médico había probado varios remedios sin ningún éxito. Finalmente, tomó fluoruro de calcio en dosis de 30x durante un periodo de dos años, seguidas de una serie de concentrados vitamínicos. A partir de las primeras dosis de este remedio, comenzó a sentir un alivio inmediato del dolor que le producían las venas varicosas. Y, lo más importante, empezó a sentirse mejor psicológicamente. Dejó de preocuparse por el dinero y el clima húmedo ya no la deprimió.

Gertrude S., una mujer delgada y débil de cuarenta y dos años que trabaja en una oficina, tenía bultos en el pecho y una terrible fístula rectal. Su médico le había operado dos veces de la fístula, pero todavía sentía muchos dolores y seguía de baja laboral. Al primer síntoma de clima frío, todos sus problemas parecían empeorar. No hace falta decir que se sentía muy desdichada. Padecía nerviosismo y mareos, y su trabajo la abrumaba.

Su médico se dio cuenta de que había que hacer algo. Decidió recetarle fluoruro de calcio en pequeñas dosis cada tres o cuatro horas y, más tarde, aumentar gradualmente la potencia. Al principio, aquella mujer advirtió una mejoría en el problema que padecía en los senos, y después que los bultos del pecho se reducían. ¡Y además la fístula rectal desapareció completamente! Se encontraba mejor que nunca, ganó algo de peso y volvió a sentirse optimista.

Las hemorroides son producto de la irritación del intestino grueso, que provoca una hinchazón, en muchos casos como consecuencia de un problema de estreñimiento. Las fístulas rectales a menudo se desarrollan cuando las hemorroides han llegado demasiado lejos. Para tratar las hemorroides, aplica *calc. fluor.* directamente con un poco de algodón. Disuelve dos tabletas en una pequeña cantidad de agua y sumerge el aplicador en ella. También deberías tomar *calc. fluor.* internamente. En casos muy graves, como cuando el dolor de las venas varicosas se vuelve tan intenso que el paciente no lo puede soportar, los médicos recetan tabletas de *calc. fluor.* cada dos horas. Esta sal también ha demostrado ser muy eficaz en el tratamiento de problemas de la vulva.

Si padeces hemorroides irritadas, sería conveniente utilizar el fluoruro de calcio junto al *kali sulph.* Si son sangrantes, toma *ferrum phos.* En caso de trastornos derivados de las hemorroides, ingiere *calc. fluor.* en una potencia 6x antes de las comidas. El *calc. fluor.* también se puede disolver en agua y aplicarse como compresa en el ano, sujeto durante toda la noche con una venda adecuada. Para las venas varicosas, utiliza sílice con el *calc. fluor.*, por la mañana y por la noche.

La dieta y las hemorroides

Si padeces hemorroides, aunque el *calc. fluor.* proporciona mucha ayuda, la medida más eficaz sería eliminar la causa básica que produce tu problema: una dieta deficiente. Ya comenté anteriormente que es importante comer de forma inteligente para evitar el estreñimiento. Los alimentos procesados son los villanos principales en las causas del estreñimiento. El *calc. fluor.* podrá ayudarte cuando tu problema sea consecuencia de que tus órganos digestivos estén perdiendo elasticidad, pero también habría que tener en cuenta cuál es la razón de esta pérdida. El *calc. fluor.* resulta muy útil en los casos de estreñimiento que van acompañados de una incapacidad crónica para expeler las heces. En ocasiones el estreñimiento tiene un origen nervioso, y el *calc. fluor.* también es muy eficaz para recuperar el buen ánimo.

Una mujer de Indiana llamada Mary S. se encontraba postrada en la cama aquejada de unas hemorroides que le producían escozor, dolor y hemorragias. Durante tres semanas, su médico había probado con varios tratamientos, pero ninguno tuvo éxito. Tres tabletas de *calc. fluor.* cada tres horas hicieron que su problema desapareciera rápidamente.

En otro caso, Norman R., un hombre de veintiocho años, padecía hemorragias sangrantes acompañadas por una incapacidad crónica para expeler heces. Probó a tomar *calc. fluor.* y *kali mur.*, alternándolos cada cuatro horas, y después de varias semanas, estuvo completamente curado. Su médico le prescribió asimismo un ungüento de fluoruro de calcio y de gelatina de petróleo, que se debía aplicar directamente en el recto por la noche.

El fluoruro de calcio también es famoso por ayudar a las personas que sufren pesadillas. Otros problemas psicológicos que se pueden aliviar gracias a este poderoso remedio son la incapacidad para expresarse y la sensación de que no se puede pensar. Si no eres capaz de encontrar las palabras, y dudas y te repites durante una conversación, si sientes que tienes «telarañas en el cerebro», esta sal puede reportarte muchos beneficios.

Los ojos y los dientes

Si tienes siempre la boca seca y padeces un problema en el esmalte de los dientes, lo cual conduce a un rápido decaimiento, inmediatamente te indicarán que tomes *calc. fluor.* Cuando tengas los dientes sueltos en sus cavidades, este es el remedio que debes utilizar; así no perderás el tiempo. Toma *calc. fluor.* en la potencia 6x antes de las comidas y *calc. phos.* con la misma potencia después de las comidas. Algunos médicos prescriben este remedio para los niños que tienen la dentición retrasada.

Otro de los usos que se le da al *calc. fluor.* es en el tratamiento de algunos tipos de problemas oculares. Los problemas oculares normalmente se deberían tratar con diversas sales de Schüssler, según el síntoma. Para conocer otros remedios, consulta la guía simplificada de remedios que aparece al principio de esta sección. El *calc. fluor.* es el remedio principal si ves destellos o luces parpadeantes y en caso de tener manchas en la córnea, conjuntivitis y cataratas.

Los médicos informan que el *calc. fluor.* en la potencia 6x alivia el picor en la superficie del ojo y ayuda a muchos pacientes cuando tienen los ojos acuosos y les invade esa sensación de que el aire les sopla en los ojos como consecuencia de llevar gafas durante todo el día. Además, un médico informó que de trece casos de cataratas, once de ellos fueron curados con dosis asiduas de *calc. fluor.*

Otros síntomas importantes

El *calc. fluor.* normalmente es el remedio indicado para aquellas personas que constantemente vomitan comida sin digerir o que padecen hipo. También en casos de asma, cuando la mucosidad que se expulsa al toser contiene pequeños grumos amarillos.

Es un remedio excelente para la piel agrietada y reseca, para las fisuras en la palmas de las manos, para las uñas quebradizas, para algunos tipos de eccemas cuando la piel se espesa y se endurece (especialmente cuando el clima es húmedo) y para las supuraciones en los bordes duros. Aplica externamente este remedio junto a la gelatina de petróleo después de haber lavado bien la zona afectada.

El *calc. fluor.* normalmente se prescribe si el flujo menstrual es demasiado espeso; además esta sal parece ser muy valiosa para tratar muchos problemas femeninos. Si después de haber sufrido un aborto el útero pierde tono muscular, es necesario tomar fluoruro de calcio. En casos en los que la menstruación no solo es excesiva, sino que también va acompañada de dolores agudos y hemorragias, también puede servir de ayuda.

En general, como ya he mencionado anteriormente, los trastornos que necesitan fluoruro de calcio se ven afectados por el clima. El paciente suele ser una persona sensible al frío, a las corrientes de aire, a la humedad y a los cambios de temperatura. Las aplicaciones de calor también pueden servir de ayuda. En ocasiones, puedes detectar que necesitas *calc. fluor.* simplemente porque te sientes triste o abatido.

El fluoruro de calcio es para los tejidos elásticos lo que la sílice es para los tejidos conjuntivos y se considera el mejor complemento de la sílice. En muchos casos, estos dos remedios se deberían usar juntos, o bien emplear uno cuando el otro no es capaz de curar un trastorno.

Fosfato de calcio
(*calc. phos.*)

La sal nutritiva que te hará sentir bien en todo momento

El fosfato de calcio (*calc. phos.*) es un importante componente químico de los huesos y también una de las principales sales de Schüssler. Gracias a sus poderes de recuperación normalmente se prescribe después de haber padecido una enfermedad o una infección aguda. Además, está especialmente indicado para todos los problemas relacionados con los huesos, así como en muchos casos de anemia, porque crea nuevas células sanguíneas. También es muy importante para la nutrición en general.

El *calc. phos.*, puesto que se trata de un remedio muy nutritivo, es una de las primeras sales que debes tomar si te encuentras generalmente agotado. También es el remedio principal que se indica para los niños que no se desarrollan adecuadamente.

El fosfato de calcio actúa de una manera sorprendente. Cuando los síntomas indican que existe la necesidad de tomar una de las demás sales de Schüssler, a menudo es aconsejable tomar también fosfato de calcio. Esto se debe a que este remedio tiende a intensificar la acción de las demás sales, fomentando una actividad celular saludable y restaurando el tono de los órganos y de los tejidos debilitados. El fosfato de calcio no solo es un componente básico de los huesos, sino también de todas las células y líquidos que existen en el cuerpo. Merece la pena señalar que es un ingrediente importante en la mayoría de los suelos productivos; como dije anteriormente, el jardinero que no está familiarizado con el fosfato de calcio no es un buen jardinero.

Este remedio puede resultar muy útil para aquellos que contraen resfriados con facilidad. Si eres una de esas personas desafortunadas, toma una dosis al día de *calc. phos.* y en seguida encontrarás un alivio rápido a ese trastorno, incluso cuando el clima es frío.

La importancia de una buena nutrición

Si tomas este remedio porque padeces problemas digestivos o nutricionales, sería conveniente su uso regular acompañado de un método inteligente de nutrición. Después de adoptar una dieta más saludable, te sorprenderá comprobar la mejoría que experimentas en tu salud. El *calc. phos.* ayudará notablemente a tus procesos digestivos, pero ningún remedio puede contrarrestar completamente los efectos de una dieta nociva.

Gracias a sus muchos años de experiencia, los facultativos que emplean las sales de Schüssler han descubierto un patrón común en los hábitos alimentarios de las personas que probablemente necesitan *calc. phos.* Si descubres que te invade un ansia poco habitual de comer panceta salada o carne ahumada; si las bebidas, los helados y la fruta parece que te producen diarrea; si el hecho de comer te provoca dolor de estómago; si tienes una sensación de apetito y de vacío en el estómago incluso después de comer, considérate un buen candidato para tomar *calc. phos.*

Este remedio, tomado conjuntamente con el *calc. fluor.*, ha proporcionado resultados positivos en personas que padecían obesidad. Esto se debe a que uno de los problemas que cura el *calc. phos.* es el apetito compulsivo, especialmente cuando te invade antes de cenar.

Si padeces indigestión, deberías tomar una dosis de *calc. phos.* después de cada comida. Te ayudará a procesar los alimentos y a fomentar una digestión sana. También te servirá de ayuda cuando exista una acumulación de gases.

La anemia

Con mucha frecuencia, la persona que necesita *calc. phos.* es alta, delgada, apática, sin ambición y con el ánimo muy bajo. ¿Por qué funciona tan bien el *calc. phos.* en estos casos? La respuesta es que una carencia de este mineral da lugar a una escasez de glóbulos rojos, que afecta a los huesos, ya que los glóbulos rojos forman parte del tuétano de estos. La anemia, por ejemplo, casi siempre precisa de un tratamiento con *calc. phos.*, así como de *ferrum phos.* April B., una joven de diecisiete años, padecía un caso tan agudo de anemia que lo único que podía hacer era estar tumbada en la cama. No tenía apetito. Además, presentaba dos de los síntomas clásicos de la deficiencia de *calc. phos.* April padecía dolores de cabeza y sus periodos menstruales eran irregulares; algunas veces incluso no menstruaba durante meses. La joven llevaba mucho tiempo padeciendo esos síntomas. Después de tomar tanto *calc. phos.* como *ferrum phos.* durante tres semanas, se sentía lo bastante mejorada como para retomar sus estudios y el color volvió a asomar en sus mejillas.

El caso de April es bastante frecuente. El *calc. phos.* ha ayudado a muchas adolescentes, porque combate los trastornos femeninos. Una aplicación común de los remedios de sales de Schüssler en casos de trastornos de la mujer requiere un par de semanas de tratamiento con *calc. phos.* seguido por un tratamiento con *ferrum phos.* Los dos remedios deberían alternarse mientras las dolencias persistan.

En bastantes ocasiones, aquellas personas que sufren una deficiencia de fosfato de calcio presentan una piel pálida como la cera. Estas personas, al igual que April, padecen dolores de cabeza, a menudo caracterizados por una sensación de frío en esta zona, además de sufrir vértigo cuando caminan. Ver la televisión también puede producir dolores de cabeza en este tipo de pacientes.

La salud de las mujeres y la «píldora»

El fosfato de calcio resulta muy útil para curar trastornos que están conectados con los órganos sexuales, principalmente en las mujeres. Según Schüssler: «Cuando la supresión de la menstruación es consecuencia de un cuadro de anemia o de una dieta deficiente, el *calc. phos.* es esencial para recuperar el periodo». La descripción que hace Schüssler parece ilustrarse perfectamente por el caso de April B. El fosfato de calcio también se puede utilizar en casos de chicas demasiado jóvenes para menstruar y cuando las mujeres han entrado en la menopausia.

Un médico homeopático ha sido testigo de los numerosos efectos secundarios nocivos que presenta la píldora, desde ganar o perder peso hasta un mal funcionamiento de la glándula tiroides. En su opinión, la píldora puede producir cambios en los senos y efectos perjudiciales en el estado de ánimo. Afirma que, cuando una paciente lleva muchos años tomándola, a menudo pierde su capacidad para menstruar cuando deja de hacerlo. Este médico recomienda el *calc. phos.* en las dosis indicadas por Schüssler para las mujeres que han dejado la píldora. También prescribe dos remedios homeopáticos botánicos para tomarlos de manera alternativa: *pulsatilla* en potencia 3x y *senecio* en la misma potencia. El principal papel que desempeña el *calc. phos.* es la restauración del flujo menstrual normal cuando las mujeres llevan mucho tiempo tomando la píldora y dejan de hacerlo.

Suzzette W., una mujer de treinta y un años, llevaba cuatro tomando la píldora y sufría constantemente periodos irregulares. Tomó varios remedios homeopáticos, pero obtuvo los mejores resultados cuando probó una sola dosis de fosfato de calcio. Una semana después de tomar esta dosis, recuperó su periodo y, desde entonces, siempre ha sido regular. Su médico trató a varias de sus pacientes con el mismo problema y obtuvo resultados similares. Las mujeres consideraban que la supresión, así como la incomodidad, que les producía una menstruación irregular era muy desagradable. Sin embargo, el *calc. phos.* ha demostrado ser un remedio muy eficaz para este trastorno.

Los resfriados

El fosfato de calcio puede ayudar a personas que sufren resfriados. Veamos el caso de Heather E., un bebé de dieciocho meses de edad que padecía una tos corta e irritante. Durante un tiempo, el bebé estuvo bajo los cuidados de un pediatra, pero no pudo hacer nada por ayudarle. Finalmente, sus padres visitaron a un médico que trabajaba exclusivamente con sales de Schüssler. En seguida reconoció que los síntomas de Heather se debían a una deficiencia de fosfato de calcio. Después de tres semanas de tratamiento, la tos desapareció. Y, lo más importante de todo, el bebé mostró una maravillosa tendencia a mejorar su salud.

Los dientes y los huesos

Una de las necesidades más acuciantes del cuerpo es el calcio, aunque la dieta moderna es muy deficiente en este mineral. Gran parte del calcio digestible que contiene la leche se destruye durante el proceso de pasteurización. Un importante dentista que utiliza remedios homeopáticos procura constantemente que sus pacientes eliminen los azúcares refinados y el almidón de su dieta. Les aconseja que tomen entre cuatro y seis tabletas de harina de huesos al día. También se recomiendan dos sales que contienen calcio: el *calc. fluor.* y el *calc. phos.* Este dentista es asimismo un defensor de una dieta sana rica en grano integral, fruta fresca y no demasiada ternera. Afirma que el análisis del cabello de un individuo puede determinar si nuestra necesidad de enzimas naturales, vitaminas y minerales está satisfecha.

El *calc. phos.* es el remedio de sales de Schüssler principal para los niños cuyos huesos de la cabeza se están formando lentamente o que dan la sensación de desarrollarse con lentitud, tanto desde el punto de vista mental como físico. También se recomienda para aquellas personas mayores que tienen problemas para incorporarse cuando están sentadas.

Este remedio es muy valioso tanto para niños como para jóvenes.

Los niños que necesitan este remedio a menudo tienen poca memoria y mal humor. Normalmente, están delgados o, incluso, escuálidos. También suelen quejarse de dolores musculares, especialmente en el costado derecho. Con frecuencia, sus dientes son muy blandos y su dentición se retrasa. Muchas veces el labio superior les escuece y les duele, al igual que la lengua. También tienen problemas con la digestión y la eliminación.

El *calc. phos.* puede resultar muy útil en trastornos de la boca, como irritación de garganta y amigdalitis. Mark S., un niño de cinco años, presentaba todos los síntomas típicos de una deficiencia de fosfato de calcio. Era un chico delgado, de aspecto delicado y muy alto para su edad. Padecía problemas de oído, y todos sus síntomas empeoraban cuando estaba expuesto al aire fresco y al clima húmedo. La garganta se le irritaba tanto que no dejaba que ningún médico se la examinara. Después de tomar *calc. phos.* durante tres días, su irritación comenzó a desaparecer. Sus amígdalas, que estaban rojas e hinchadas, empezaron a recuperarse. En tres semanas, los problemas de audición de Mark habían desaparecido y la hinchazón había remitido completamente.

El mejor uso que se conoce para el *calc. phos.* es en el tratamiento de problemas dentales relacionados con una nutrición deficiente y un desarrollo lento. Rochelle N., un bebé de siete meses, tenía las encías terriblemente hinchadas. Todavía no le habían salido los dientes, y se mostraba irritable y enfermiza. Su médico le prescribió *calc. phos.* cada dos horas alternándolo con tabletas de *ferrum phos.* En diez días, la pequeña Rochelle tenía cuatro dientes y también había mejorado en todos los demás sentidos. El médico sugirió que le suministraran *calc. phos.* como remedio constitucional durante sus años de crecimiento.

Jim M., un pequeño de dieciocho meses de edad, solo tenía varios dientes, y era un niño delgado y desnutrido. Le suministraron *calc. phos.* tres veces al día durante diez días, junto a aceite de hígado de bacalao. Pasaron tres meses y Jim volvió a la consulta del médico, pero en ese tiempo el aspecto del niño había cambiado completamente. Le estaban saliendo los dientes y su apariencia física había mejorado notablemente. Como la dentición todavía estaba produciéndose de forma bastante lenta, el médico le impuso un régimen muy estricto de *calc. phos.*

Los facultativos a menudo prescriben el *calc. phos.* a las mujeres embarazadas. Esta sal es especialmente beneficiosa para aquellas que en el pasado tuvieron problemas para dar a luz o que parecieron presentar los clásicos síntomas de una deficiencia de fosfato de calcio.

El *calc. phos.* no solo es el remedio de sales de Schüssler principal para los niños, sino que también obra milagros a la hora de tratar problemas propios de los adultos. Muchos ancianos descubren que tomar regularmente este remedio les hace sentirse mejor. El fosfato de calcio está especialmente indicado para el reumatismo que se ve agravado por el aire nocturno, el mal tiempo y los cambios de clima. Cuando las articulaciones están afectadas por el frío, el entumecimiento, la rigidez o simplemente duelen, el mejor tratamiento es el *calc. phos.* y el *ferrum phos.*

Otros síntomas

Como complemento nutricional, el *calc. phos.* elimina trastornos que son consecuencia de una malnutrición o de una dieta deficiente y es importante recordar que, aunque te alimentes correctamente, o creas que lo haces, es posible que no estés obteniendo todos los beneficios de tu dieta sin este remedio. Cuando la cabeza está especialmente sensible o palpita y quema, prueba con el *calc. phos.*, especialmente si los dolores de cabeza están acompañados por síntomas de reumatismo.

El fosfato de calcio también se recomienda cuando sientas escalofríos, cuando tengas dolores en el hígado y cuando sientas un escozor agravado por la comida o el movimiento. La sensación de pinchazos en el abdomen, así como los problemas de digestión, necesitan este remedio. Muchas veces, los pacientes que padecen una deficiencia de fosfato de calcio tienen un abdomen grande y fláccido, incluso aunque, por lo general, estén delgados.

Descubrirás que si padeces estreñimiento y hemorroides que sangran y pican, el *calc. phos.* te ayudará si lo tomas junto a otras sales de Schüssler que se puedan recetar. Si la vejiga parece estar débil y debes orinar con frecuencia, también podría ayudarte. En algunos casos, un indicio de que necesitas tomar fosfato de calcio son los dolores de riñones.

Los dolores de espalda pueden precisar este remedio, al igual que las articulaciones gotosas y las extremidades que funcionan de manera deficiente cuando hace frío. El reumatismo en los tobillos y los dolores agudos o intensos en los dedos de los pies son un indicio todavía mayor de que necesitas *calc. phos.*

Si tus síntomas incluyen una incapacidad para dormir hasta altas horas de la mañana aunque todavía tienes sueño después de levantarte, o si sufres sueños demasiado intensos o pesadillas (especialmente en el caso de los niños), probablemente necesitas tomar este remedio.

Una sensación de hormigueo en la piel, unida al hecho de sentir las extremidades frías y entumecidas, en ocasiones es indicio de que se necesitan los efectos de esta poderosa sal. En términos generales, el fosfato de calcio también se recomienda en todos los casos de convalecencia o debilidad. Resulta útil cuando, por ejemplo, los huesos rotos se reponen lentamente. Cuando sientes como si algunas partes de tu cuerpo estuvieran dormidas o como si tuvieras las manos y los pies húmedos, es un buen síntoma de que necesitas *calc. phos.*

Notar temblor en las pantorrillas y tener los intestinos sueltos son una señal de que existe una necesidad de fosfato de calcio. Algunas veces, puede ayudar a prevenir los ataques de asma bronquial. Una orina que tiene un color intenso también puede ser un indicio de que necesitas tomar este remedio.

Por lo general, los facultativos que utilizan sales de Schüssler creen que casi todas las enfermedades óseas que no son consecuencia directa de una lesión se deben a una carencia de fosfato de calcio, y están convencidos de que este puede dar solidez a los huesos débiles o blandos. La curación de fracturas se verá favorecida por este remedio, así como la sanación de algunos trastornos tales como la curvatura de la columna vertebral. También puede curar ese dolor de espalda en la región lumbar que sientes después de levantarte por las mañanas.

Los médicos que emplean sales de Schüssler también ven el papel positivo que desempeña el *calc. phos.* en la prevención del progreso de las cataratas, especialmente cuando están acompañadas por dolores en el lado derecho de la cabeza y en los ojos. Un síntoma seguro de que existe la necesidad de tomar este remedio es notar los ojos agarrotados y débiles. Los que padecen constantemente resfriados encontrarán en el fosfato de calcio un antídoto eficaz contra estos problemas, especialmente cuando la descarga nasal se asemeja a la clara de un huevo crudo.

El *calc. phos.* ayudará a las personas de mayor edad en casos de estreñimiento, especialmente cuando está acompañado de depresión, vértigos y dolores de cabeza. Cuando te duelen los huesos de la cabeza y tienes una sensación fría en el oído externo, es preciso tomar *calc. phos.*

Síntomas psicológicos

El *calc. phos.* también es utilizado por los médicos para ayudar a los pacientes que padecen estados mentales alterados. Cuando los niños se sienten temerosos o irascibles, cuando la memoria es mala y cuando parece existir una incapacidad para mantener la concentración, además de otros síntomas, este remedio puede servir de ayuda.

Un caso interesante se dio en Los Ángeles y estaba relacionado con un hombre de veintiséis años. Howard S. padecía una deficiencia mental, pero tenía varios hermanos y hermanas que estaban perfectamente sanos. Vivía con su madre y padecía frecuentes ataques nerviosos, durante los cuales se solía desgarrar la ropa. A menudo se sentía temeroso. Su médico le prescribió tanto *calc. phos.* como *mag. phos.* en dosis 3x, para que las alternara una vez cada hora.

Después de pasar un mes tomando los dos remedios de sales de Schüssler, Howard parecía sentirse más feliz y calmado. Comenzó a acompañar a su madre mientras esta se ocupaba de las tareas del hogar y a mostrarse completamente interesado en lo que ella estaba haciendo. Después de dos meses, su inteligencia pareció haberse desarrollado notablemente. Aumentó su interés por todo y comenzó a ayudar a su madre con las tareas del hogar. Pasado un tiempo, comenzó a trabajar con sus hermanos, que eran carpinteros, realizando tareas sencillas, como transportar tablones. Finalmente, fue capaz de encontrar un empleo e iba a trabajar a diario.

Todas las sales de Schüssler que son fosfatos están recomendadas para tratar los trastornos nerviosos, pero el *calc. phos.* ha cosechado algunos éxitos específicos en casos de neuralgias. Estos casos se caracterizan por sufrir dolor de huesos, anemia, reumatismo, etc.

La piel

El *calc. phos.* se puede utilizar con otros remedios indicados en el tratamiento de varios problemas cutáneos, en concreto en las erupciones faciales que presentan líquido albuminoso, con costras amarillas blanquecinas. También es muy eficaz para el tratamiento de eccemas asociados a la anemia. Las pecas desaparecen cuando se utiliza este remedio, o al menos las verás menos. En las personas de mayor edad, los irritantes casos de picor en la piel se pueden mitigar si se toma *calc. phos.* con *kali phos.* El acné que aparece durante la pubertad o en aquellas personas que padecen anemia también parece responder a este remedio.

Un médico afirmó que había curado a un niño de tres años que padecía erupciones en las manos y en la piel. Primero probaron con *kali phos.* disuelto en agua y aplicado con un poco de algodón, pero no dio resultado. Una solución similar de *calc. phos.* logró un cambio en una semana y curó el problema en dos meses. El calor del siguiente verano produjo una recaída, pero el remedio de *calc. phos.* lo curó de nuevo.

El *calc. phos.* es también uno de los dos remedios indicados para los casos de espasmos y calambres (el otro es el *mag. phos.*). Doris R., que llevaba cinco semanas padeciendo unos espasmos terribles en las piernas, tan intensos que no le permitían estar de pie, tomó *calc. phos.* Al día siguiente, estaba de nuevo recuperada y ocupándose de las tareas del hogar. Doris no volvió a sufrir otro ataque.

Sulfato de calcio
(*calc. sulph.*)

Un poderoso sanador y purificador de la sangre

El sulfato de calcio (*calc. sulph.*), también conocido como emplasto de París o yeso, se ha utilizado desde hace años en la medicina, principalmente para escayolar, pero también puede actuar como agente sanador. En diminutas dosis, el *calc. sulph.* es un reparador de heridas y trabaja junto con la sílice para lograr la curación.

Los trastornos cutáneos

Como la piel puede sufrir muchos tipos de heridas externas, sería conveniente saber que puedes considerar al *calc. sulph.* como un remedio para ellas. Esta sal se considera un gran sanador y purificador de la sangre. También hay otras sales de Schüssler que son particularmente importantes en la sanación de problemas cutáneos: el *kali sulph.,* el *calc. phos.,* el *natrum mur.* y, por supuesto, la sílice. El *calc. sulph.* es importante, porque su función como eliminador de materiales de deshecho es un elemento clave para prevenir una nueva infección.

El *calc. sulph.* se ha utilizado durante años para escayolar. Las cáscaras de huevo están hechas de este material y los campesinos la utilizan en el suelo de cultivo para mejorar el color de las uvas. Pero fueron los facultativos que emplean las sales de Schüssler los primeros en darse cuenta de su valor medicinal cuando se toma internamente. Como retiene el agua pero tiende a repeler el ácido, algunas personas creen que actúa como protector contra los líquidos cuando cubre superficies. Se cree que protege las paredes del estómago, así como los globos oculares, los conductos nasales, la boca, la garganta, la vejiga y muchos otros órganos que necesitan protegerse de la humedad.

Cuando la piel te arde y te pica o está agrietada, o cuando tienes manchas hepáticas, forúnculos, eccemas secos o húmedos, pústulas herpéticas y otras erupciones, probablemente necesitas este poderoso sanador y purificador.

Otros tipos de heridas

El *calc. sulph.* se encuentra en la mayoría de los tejidos conjuntivos del cuerpo. Es especialmente importante para los nervios y los huesos. Resulta un aliado muy poderoso a la hora de ayudar, por ejemplo, a tratar algunas variedades de reumatismo. Sin embargo, resulta principalmente útil para tratar problemas de diversas membranas del cuerpo, incluyendo la piel. Sirve de ayuda incluso en otros trastornos, que abarcan desde la diarrea hasta los resfriados.

Para los flemones, este es *el* remedio. Cuando a Marge W., de California, le salió un flemón encima de los dientes superiores después de haber contraído un resfriado, tomó oralmente *calc. sulph.* cuatro veces al día durante dos días. El resultado fue una mejoría inmediata. Después de varias dosis ocasionales de esta sal durante los siguientes días, el flemón remitió y, seguidamente, desapareció por completo.

Una niña de seis años llamada Dora C., que también padecía un flemón, tomó ciento veinticinco tabletas de *calc. sulph.* en dosis 3x. Las tabletas deberían haberle durado diez días a la pequeña Dora, pero como tenían un sabor dulce, se tomó todo el tarro en tan solo tres. Como consecuencia de ello, no solo se curó del flemón, sino que los dientes ulcerados que habían sido la causa del flemón también encontraron alivio. Este sanador por lo general se recomienda cuando el interior de los labios escuecen, cuando tienes los labios irritados y cuando te sangran las encías durante el cepillado de los dientes.

Si se forma materia en la cabeza de los granos, pústulas o costras que supuran —cada vez que una herida emana pus—, la herida se encuentra en la etapa en la que se necesita el *calc. sulph.*, que también se prescribe para tratar las erupciones de herpes y cuando pican las plantas de los pies. Normalmente, este remedio se utiliza junto con la sílice, ya que esta es el «cirujano» bioquímico. De hecho, no deberías tomar *calc. sulph.* hasta después de haber ingerido la sílice. Los médicos creen que esta última fomenta la formación de pus en las heridas y el *calc. sulph.* actúa a partir de ese punto para curarlas. Realmente es capaz de detener la emanación de pus si se aplica con la suficiente prontitud. Pero cuando esto no es posible, se debería usar la sílice antes del *calc. sulph.*

Las infecciones

Un buen ejemplo del uso del *calc. sulph.* se encuentra en el caso de Barbara B., una joven de dieciséis años que padecía un dolor intenso en el oído medio izquierdo. Tras saber que el culpable de su dolor era una infección, su médico le suministró *calc. sulph.* en polvo. Después de dos días disolviendo la sal en un vaso de agua y, a continuación, aplicándola en la zona con un poco de algodón, Barbara descubrió que el dolor había desaparecido. La infección se detuvo antes de que comenzara la supuración.

El *calc. sulph.* es prescrito por los médicos cuando los anticuerpos no han conseguido eliminar los cuadros de fiebre y de infección. Antes del desarrollo de los antibióticos, tanto la sílice como el *calc. sulph.* se usaban comúnmente en el tratamiento de las heridas. Una mujer de Indiana llamada Helen C., de treinta años, padecía un absceso en la axila derecha desde hacía dos años. Emanaba tanta pus que tenía colocado un enorme pedazo de algodón sobre la zona para absorberlo. Ningún médico había sido capaz de ayudarla hasta que visitó a un especialista en sales de Schüssler. Como su herida era crónica, el médico le suministró *calc. sulph.* de potencia 6x. La herida tardó varios meses en curarse, pero el *calc. sulph.* finalmente consiguió su objetivo.

No todas las heridas problemáticas son externas, por supuesto. Algunas de las peores son internas. Tanto la sinusitis como la bronquitis y sus supuraciones por regla general responden al *calc. sulph.*, especialmente si las emanaciones son espesas o tienen grumos. Como es natural, no deberías tratarte las infecciones solo con sílice y *calc. sulph.*, sin medicamentos antiinfecciosos, pero todos sabemos que las infecciones a menudo perduran y ningún médico es capaz de ayudarnos. Ese es el momento de tomar, además de lo que te haya recomendado tu médico, la sílice o el *calc. sulph.*, según lo que indiquen tus síntomas.

Cuando padezcas bronquitis, un tratamiento eficaz en muchas ocasiones precisará algo más que *calc. sulph.* La guía simplificada de remedios que aparece a partir de la página 43 describe los que precisa cada síntoma, pero en muchas dolencias lo primero que deberías tomas es *ferrum phos.* El *calc. sulph.* principalmente se necesita cuando la bronquitis va a acompañada de supuraciones desagradables, en especial si aparecen mezcladas con sangre. Sin embargo, de nuevo, lo más sensato es utilizar las sales de Schüssler con el consejo de tu médico, tanto si está especializado en tratamientos con estas sales como si no. Si supuras sangre, consulta inmediatamente con un profesional de la medicina.

Todos sabemos, por supuesto, que los médicos y los científicos todavía no han encontrado un remedio para el resfriado común. Por tanto, lo mejor es estudiar todas las sales de Schüssler y tomar nota de en qué casos se debe utilizar cada una de ellas cuando padeces un resfriado. Si, por ejemplo, sufres un enfriamiento en la cabeza, es posible que presentes el mismo tipo de secreciones que se producen cuando tienes bronquitis. El *calc. sulph.* está indicado para este tipo de secreciones, y dosis regulares de este remedio podrán limpiar las membranas mucosas.

Recuerda que, sea cual sea la dolencia, si produce pus, toma *calc. sulph.* como remedio principal. Muchos trastornos oculares responden muy bien a él.

A Michael C. le habían golpeado en el ojo con un pedazo de madera. Tenía graves problemas de visión que habían desembocado en una conjuntivitis, y la córnea del ojo lesionado estaba opaca. Michael sentía un dolor abrasador en el ojo, que no paraba de lagrimearle. Tomó *ferrum phos.* para tratar el dolor y las lágrimas, pero su vista no mejoró. Finalmente, también tomó *calc. sulph.* en tres dosis diferentes. En el plazo de una semana, ya podía ver algo de luz con el ojo lesionado y la córnea estaba menos oscura. Su médico siguió suministrándole *calc. sulph.*, por la mañana y por la noche, y en el plazo de tres semanas Michael recuperó la vista y la conjuntivitis se curó completamente.

Purificador de la sangre

Los facultativos que utilizan sales de Schüssler creen que el *calc. sulph.* es un poderoso purificador de la sangre. Este remedio destruye los corpúsculos rojos que están agotados y es un componente de casi todos los tejidos conjuntivos. Cuando una persona sufre una carencia de *calc. sulph.*, la consecuencia más probable es que padezca enfermedades en las membranas corporales, catarros y trastornos en la piel.

Se cree que el papel que desempeña el *calc. sulph.* lo lleva a cabo principalmente en el hígado, donde los glóbulos rojos que han terminado su ciclo vital y se han convertido en residuos deben eliminarse. Si presentas una cantidad insuficiente de *calc. sulph.*, tu hígado estará sobrecargado de glóbulos rojos de deshecho. Los teóricos de las sales de Schüssler creen que ese es el comienzo de muchas erupciones cutáneas. En muchas ocasiones, el *calc. sulph.* alivia esa situación. El acné también responde muy bien ante él cuando se toma con *kali mur.*, y las úlceras varicosas son un síntoma de una falta de *calc. sulph.* La aplicación tópica de este en dosis 6x al menos tres veces al día puede resultar muy útil.

Gracias a su papel de purificador de la sangre, el *calc. sulph.* también se utiliza junto al *natrum sulph.* en el tratamiento de enfermedades del riñón. El *calc. sulph.* cura construyendo tejidos. Cuando llega a una zona en la que existe una carencia de él, sienta las bases para el rejuvenecimiento y atrae a otros componentes celulares vitales.

Como ya mencioné anteriormente, también ha demostrado ser muy útil para las infecciones de oído. Además, puede prevenir la irritación de garganta y los resfriados si se atacan con suficiente antelación. Al primer síntoma de que padeces esos problemas de salud, toma una dosis de *calc. sulph.* de potencia 6x al menos tres veces al día. Ingerir demasiado no puede hacerte daño, pero si tomas muy poco o nada en absoluto, podrías acabar afectado por un resfriado debilitador.

Andrea R., una niña de dos años de edad, había estado ingresada en el hospital afectada por una tos que ningún medicamento era capaz de eliminar. La tos había comenzado después de haber estado expuesta a un viento frío y, posteriormente, de haber dormido destapada en la cama. El ahogamiento y el traqueteo que sentía en el pecho se agravaban especialmente durante la noche. Una dosis de una potencia alta de *calc. sulph.* la curó en seguida.

Otros usos

El uso de *calc. sulph.* casi siempre está indicado en trastornos del páncreas, del hígado y de los riñones, por razones que ahora ya nos deberían resultar obvias.

Los médicos homeopáticos han descubierto que el *calc. sulph.* (así como el *mag. phos.*) es uno de los remedios más valiosos para contrarrestar los efectos secundarios negativos de algunos medicamentos que contienen alquitrán de carbón, como la aspirina. Algunos profesionales homeopáticos creen que la aspirina, aunque puede mitigar el dolor, poco a poco va destruyendo la composición química del flujo sanguíneo, dejando al cuerpo debilitado y expuesto a sufrir enfermedades.

Gracias al papel que desempeña en la protección de las paredes del estómago, el *calc. sulph.* puede ayudar a curar las úlceras de estómago, revistiendo su superficie. Muchas mujeres que deseaban tener hijos, pero que eran incapaces de quedarse embarazadas, han recibido la ayuda de este remedio. Si tu color es amarillento o pastoso, deberías tomar *calc. sulph.* durante un largo periodo de tiempo –al menos tres meses–. Los resultados harán que la espera haya merecido la pena. Este remedio puede incluso ayudar a curar ciertos tipos de anemia.

Uno de los principales síntomas de que se necesita *calc. sulph.* es tener una sensación de quemazón. Las personas que la sienten en los pies son candidatas seguras a tomar este remedio purificador de la sangre.

Si te gusta disfrutar del aire libre, pero eres sensible a los cambios de temperatura y sufres resfriados con facilidad, el *calc. sulph.* puede tener mucho más que ofrecerte que a otros individuos que no presentan estos síntomas. Si eres demasiado sensible al calor y al frío, probablemente necesitas tomar este remedio.

Estos son algunos otros síntomas de que puedes necesitar este sanador y purificador: si notas los músculos agarrotados como consecuencia de haber trabajado mucho y tienes la sensación de que el calor se cuela a través de ellos, el *calc. sulph.* puede ayudarte; ese dolor en los huesos que se agrava por el hecho de estar de pie indica una necesidad de *calc. sulph.*; si estás enfermo en la cama y el calor de la habitación hace que te sientas incómodo hasta el punto de que tienes que destaparte, prueba a tomar *calc. sulph.*

¿Te irritas con facilidad y, a continuación, te sientes sin fuerzas cuando se te ha pasado el enfado? ¿Te preocupas por tu corazón, o por tu salud en general, pero te sientes mejor después de dar un paseo? Pasear es una de las mejores actividades que puedes realizar para ayudar a tu cuerpo, así que da un paseo y luego prueba a tomar *calc. sulph.* Si te sientes fácilmente confuso, tímido en presencia de los demás, encuentras que tu estado de ánimo cambia fácilmente o te preocupas en exceso, puedes encontrar ayuda en un poco de aire fresco y el *calc. sulph.* Si tu sueño está plagado de pesadillas, sufres terribles miedos y tu mente está embotada cuando necesitas pensar, si te sientes fácilmente ultrajado y ofendido, o deprimido por las mañanas pero alegre por las tardes, puedes encontrar ayuda en el *calc. sulph.*

Los dolores de cabeza crónicos y las jaquecas ocasionales se han curado con *calc. sulph.*, especialmente aquellas que sobrevienen por las mañanas. El denominador común que existe entre estos dolores de cabeza es que el aire libre parece aliviarlos. Las mujeres que los padecen justo antes y durante la menstruación encontrarán ayuda en el *calc. sulph.* La visión doble también se puede eliminar con este remedio.

He mencionado anteriormente que deberías utilizar esta sal cuando notes que te sobreviene un dolor de garganta. Particularmente, si experimentas enrojecimiento e hinchazón o una sensación de tirantez en la garganta, exceso de mucosidad y un dolor intenso cuando tragas, probablemente necesitas *calc. sulph.* A veces, también te invade un apetito voraz y repentino o, por el contrario, no tienes nada de hambre. Asimismo, puedes sentir aversión al café, a la carne, a la leche o al deseo de tomar fruta, bebidas frías, alimentos dulces o salados o cualquier líquido cuando tienes una sed terrible.

Otro de los usos que se da al *calc. sulph.* es para ayudar a tratar el estreñimiento y la diarrea, en algunos trastornos crónicos. En casos de fístula anal, excrementos insuficientes o difíciles, o diarrea por las mañanas o por las tardes, ha demostrado ser un tratamiento eficaz. J. T. Kent, la mayor autoridad homeopática desde Hahnemann, afirma que el *calc. sulph.* resulta especialmente útil para los niños que padecen diarrea cuando las deposiciones son sangrantes y secas, blanquecinas o amarillentas. Si estos síntomas persisten, deberías consultar con un pediatra, pero podrías probar este remedio conjuntamente con los consejos facultativos.

Kent también afirma que este remedio es muy valioso en el tratamiento de la curvatura de la columna vertebral, cuando a una persona le resulta difícil sentarse con la espalda recta. También especifica su utilidad en las dificultades para dormir como consecuencia de las pesadillas. En estos casos, el deseo de dormir sobreviene pronto, pero el paciente se despierta a medianoche. Aproximadamente después de las tres de la mañana, los estados de ansiedad hacen que se mantenga despierto. Si padeces estos síntomas y sientes un escalofrío agitado que comienza en los pies, el *calc. sulph.* es el remedio que necesitas.

Fosfato de hierro
(ferrum phos.)

El preeminente remedio bioquímico

Diana P., una mujer que acababa de cumplir los treinta años y que era madre de dos hijos, se fue a vivir a las montañas, donde comenzó a disfrutar de uno de sus pasatiempos preferidos: la jardinería. Sin embargo, pronto advirtió que cada vez que trabajaba durante mucho tiempo arrodillada y luego se incorporaba, durante unos segundos la invadía un mareo. Este vértigo finalmente se volvió tan pronunciado que Diana tuvo que dejar de trabajar en el jardín. Un día, cuando estaba en la ciudad haciendo unas compras, acudió a un establecimiento de alimentos naturales. Una vez allí, le comentó a la dependienta el problema de mareos que sufría, y esta le aconsejó que probara el *ferrum phos.*, es decir, fosfato de hierro, ya que los síntomas parecían corresponderse a una necesidad de tomar hierro en dosis diminutas. Después de que Diana tomara el *ferrum phos.*, sus mareos se disiparon. Ahora, cada vez que regresan, se toma una dosis diaria hasta que se han desvanecido.

Una de las principales características del *ferrum phos.* es que puede curar espectacularmente algunos casos como el de Diana. De hecho, es conocido como el principal remedio bioquímico de primeros auxilios, porque transporta oxígeno a través del cuerpo y fortalece las paredes de los vasos sanguíneos, especialmente de las arterias. Como la sangre rica en oxígeno resulta esencial para disfrutar de una salud vital y de una larga vida, el *ferrum phos.* es el primer remedio que se debe tener en cuenta, sobre todo en casos de congestión, inflamación, temperatura elevada o pulso acelerado. Esto es así incluso si los síntomas parecen indicar la necesidad de tomar otro remedio.

Sin embargo, es importante comprender que el *ferrum phos.* no es una cura para la anemia. Esta es una enfermedad complicada que debe ser tratada por un médico. Pero el caso de Diana ilustra algo que es importante tener en cuenta. Es posible que necesites hierro como complemento nutricional, pero en dosis diminutas u homeopáticas también puede servir de ayuda. En este formato, trabaja de manera más sutil pero, a largo plazo, estas dosis dan lugar a una serie de efectos intensos y te permiten recuperar la salud tanto como los medicamentos.

El hierro tomado en dosis diminutas es bueno para tratar síntomas relacionados con la anemia, como los que padecía Diana. Pero el *ferrum phos.* es un buen remedio para tratar casi todo que te aflija, porque es la sal que está relacionada más estrechamente con la sangre, y la sangre es lo primero en lo que nos debemos fijar, tanto en casos de salud como de enfermedad.

Los mejores usos del *ferrum phos.* pueden ser los que aparecen ejemplificados por el caso de Diana. La población estadounidense en general sufre depresiones, agotamiento y mareos. Son unos trastornos comunes en todas las consultas médicas y normalmente indican la existencia de una necesidad de tomar *ferrum phos.* Por desgracia, muy pocos médicos están familiarizados con el uso del hierro en dosis diminutas. Y no todos ellos son conocedores de otra cura para los síntomas mencionados: la eliminación del azúcar blanco de la dieta. La depresión y la debilidad pueden ser consecuencia de una ingesta excesiva de azúcar refinada. Si tomas *ferrum phos.* y eliminas el azúcar blanco de tu dieta, puedes descubrir que el cansancio ya no es un problema.

¿Qué personas necesitan *ferrum phos.*?

Los síntomas que indican que necesitas tomar *ferrum phos.* (y casi todo el mundo lo precisa de una u otra manera) son: debilidad y extenuación general, acompañada de un deseo constante de tumbarse a descansar, reumatismo y trastornos reumáticos y anemia. Si sospechas que tienes anemia, deberías estar bajo la supervisión de un médico. Otro indicio de que necesitas tomar *ferrum phos.* es un agravamiento de los síntomas cuando te encuentras al aire libre, al igual que le sucedía a Diana cuando trabajaba en el jardín. Igualmente, si existe un excesivo bombeo de sangre al cerebro, lo que produce vértigos, mareos y, algunas veces, delirios.

¿Eres un posible candidato a someterte a un tratamiento de *ferrum phos.*? Recuerda que está recomendado para tratar casi *todos* los problemas, gracias al importante papel que desempeña en el transporte del oxígeno. Pero si el ejercicio físico te agota con facilidad y tu vitalidad es baja, si sufres problemas de concentración y debes afrontar muchos contratiempos, si tienes dificultades para recordar los nombres y te irritas con facilidad (especialmente contigo mismo), si te gusta estar solo, si te ruborizas fácilmente, el *ferrum phos.* es, sin lugar a dudas, tu remedio.

Problemas relacionados con la menstruación

Jane P. llevaba cinco años padeciendo náuseas y vómitos después de comer. Sentía un terrible martilleo en la frente y en las sienes y su sueño se veía alterado por terribles pesadillas. Comenzó a tomar *ferrum phos.* tres veces al día: una dosis antes de cada comida. Como a menudo sucede con las personas que necesitan *ferrum phos.*, también estaba azotada por un excesivo flujo menstrual y, lo que resulta interesante, por dolores en los dientes. Se curó de sus problemas en solo unos días gracias al uso del *ferrum phos.*

El *ferrum phos.* se suele indicar a mujeres que padecen problemas similares a los de Jane, y parece ser una cura para las personas de este género (lo cual no quiere decir, por supuesto, que los hombres no se puedan beneficiar de esta maravillosa sal). Debbie S., una niña de quince años que padecía anemia, también sufría una terrible neuralgia en el lado derecho de la cabeza. Como es típico de los problemas que necesitan *ferrum phos.*, sus síntomas empeoraban por las mañanas. En su caso, el *ferrum phos.* produjo cierto alivio en los primeros dos días y una cura total en una semana.

Existen muchos casos de niñas como Debbie que han encontrado alivio en el *ferrum phos.* Ella no padecía vómitos, pero muchas personas que sufren problemas similares y que recibieron ayuda de esta sal encontraron que sus desagradables vómitos también se habían curado.

Los vómitos

No puede ser una simple coincidencia que el *ferrum phos.* ayude a las mujeres embarazadas. Por ejemplo, si uno de tus síntomas durante la gestación es vomitar los alimentos, lo cual te deja un sabor acre en la boca, el *ferrum phos.* está recomendado. Como ya mencioné anteriormente, Jane P. padecía este problema con los vómitos, aunque no estaba embarazada. En otro caso, Judie L. solo llevaba dos semanas embarazada cuando comenzaron a manifestarse los síntomas que la atormentaron durante los últimos cuatro embarazos. Judie vomitaba constantemente.

Como consecuencia de este problema, en los últimos cuatro meses de sus anteriores embarazos se había visto obligada a permanecer en la cama. Pero esta vez tenía a un médico que le prescribió *ferrum phos.* cuatro veces al día. En unos días, los vómitos se redujeron y en el plazo de un mes, habían desaparecido completamente. Si Judie hubiera tomado *ferrum phos.* durante sus otros embarazos, habría podido pasarlos igual de bien que el último.

Problemas digestivos

El *ferrum phos.* puede ser bueno para la digestión, especialmente si padeces ataques intermitentes de vómitos. En ocasiones resulta útil durante las primeras etapas de una peritonitis, cuando la zona abdominal está dolorida al tacto. Un paciente que necesita *ferrum phos.* a menudo sufre estreñimiento, lo cual significa que si padeces con frecuencia este trastorno, sería una excelente idea tomar *ferrum phos.* La diarrea también puede aparecer, y a veces incluye mucosidad manchada de sangre. La presencia de sangre en las deposiciones puede indicar la existencia de un problema grave. Si ese es tu caso, consulta inmediatamente a un médico.

Problemas en la vejiga

En otro caso relacionado con el embarazo, una mujer de treinta y cinco años, llamada Michelle K., no era capaz de contener la orina. Padecía pérdidas especialmente durante el día y eliminaba grandes cantidades de manera involuntaria. Un mes después de comenzar a tomar *ferrum phos.*, se había curado. Nueve meses más tarde, aunque no estaba embarazada, empezó a sufrir el mismo problema. Sus visitas al cuarto de baño eran demasiado frecuentes. Un nuevo tratamiento con *ferrum phos.* curó su problema de una vez por todas.

Es interesante advertir que una de las pruebas de que necesitas *ferrum phos.* es un frecuente deseo de orinar como consecuencia de una inflamación de la vejiga. Esta sal también puede ayudar cuando se sufren pérdidas de orina durante un ataque de tos.

Resfriados

Cada vez que tengas la sensación de que sobreviene un resfriado, deberías tomar inmediatamente *ferrum phos.* Los síntomas que el *ferrum phos.* crea en las pruebas homeopáticas son similares a los del resfriado: una sensación de agotamiento, depresión, un deseo de estar a solas y vómitos.

Algunos bioquímicos creen que la falta de *ferrum phos.* es, en muchas ocasiones, la causa del resfriado común. Cuando existe una deficiencia de hierro, la sangre se aleja de la piel y se aparta de algunas partes del cuerpo, de tal modo que se puede concentrar en zonas importantes como el corazón, los pulmones, el hígado, el cerebro y el estómago.

En consecuencia, los poros de la piel se cierran y existe una acumulación de materia no funcional que es expulsada por las membranas mucosas. Esta acumulación es la causa de las secreciones características de los resfriados, de la neumonía y de la pleuresía. Por esta razón, deberías acordarte del *ferrum phos.* siempre que sientas que tienes la garganta irritada, la frente caliente y la nariz moqueando, ya que ese es el principal indicio de que comienza un resfriado.

A menudo, la gente contrae resfriados cuando se siente cansada o desanimada. En estos casos, el tratamiento para el resfriado coincide felizmente con el tratamiento para la depresión. Al parecer, los seres humanos tenemos cierto control sobre las condiciones que permiten que florezca el virus del resfriado. Los virus son algo real, por supuesto, y esa es la principal razón de que los médicos recomienden descansar en la cama para curar esta enfermedad.

Obviamente si, a pesar de tu tratamiento con *ferrum phos.* y otras sales de Schüssler, la infección persiste durante más de unos días, o si tu salud empeora radicalmente, lo cual es un indicio de que existen graves complicaciones, deberías llamar a tu médico. Sin embargo, por lo general, los resfriados no evolucionan en neumonía por sí solos. No son el mismo tipo de infección y una no produce automáticamente a la otra.

Un antiguo director de los laboratorios Vicks declaró una vez en un comité del Senado sobre la salud que la sopa de pollo, la armonía en los sentimientos y el descanso seguían siendo los mejores remedios contra el resfriado. Afirmó que la mayoría de los preparados comerciales que existen en el mercado en realidad hacen que el resfriado, si acaso, empeore. Este experto, desafortunadamente, no conocía el *ferrum phos.* y los demás remedios bioquímicos que existen para tratar los resfriados, pero sus palabras dejan entrever la capacidad que tiene la sanación positiva.

No tienes más que decirte a ti mismo que te vas a recuperar pronto y así sucederá. Aunque los resfriados son una molestia, y algunas veces pueden resultar muy desagradables, muchas personas disfrutan enormemente de la atención que les prestan cuando padecen uno. Para esas personas, en el fondo, los resfriados pueden ser una auténtica bendición.

Cuando contraigas un resfriado, podrías probar algunos de los remedios bioquímicos elaborados que existen. Muchos fabricantes ofrecen combinaciones de sales de Schüssler especializadas que tratan los síntomas de la gripe y del resfriado común.

El *ferrum phos.* también ayuda a superar la bronquitis. Cuando Louise S., de San Francisco, sufrió brotes de bronquitis, e incluso neumonía, durante varios inviernos, probó varios remedios sin lograr ningún resultado. Pero luego tomó una solución bioquímica que contenía *ferrum phos.* Lo alternó con el *kali phos.* cada hora, para tratar sus síntomas de agotamiento. Después de realizar un examen profundo, su médico quedó impresionado. Sus síntomas bronquiales simplemente habían desaparecido.

La fiebre

Se dice que el *ferrum phos.* tiene un gran efecto en la fiebre. Los defensores de las sales de Schüssler creen que la enfermedad es producida por una serie de movimientos moleculares erráticos, en lugar de deficiencias concretas, y que la fiebre sobreviene cuando las moléculas que se encuentran dentro del cuerpo se aceleran en exceso. El *ferrum phos.*

atempera el organismo para que sea menos rígido y más flexible, más elástico.

Normalmente es mejor utilizar el *ferrum phos.* acompañado de otras sales. Puedes decidir cuáles son las que necesitas estudiando los síntomas que se describen en este capítulo. Algunas personas creen que cuando se necesita *ferrum phos.*, también se precisan otras sales de Schüssler, debido a la conexión estrecha que tienen con él. El *kali mur.* es uno de estos remedios colaboradores, al igual que el *kali phos.*

El *ferrum phos.* te puede ayudar en tantos casos que uno casi se siente tentado a prescribirlo generalmente como una manera de prevenir problemas de salud. A modo de ejemplo, en una importante conferencia celebrada en Nueva York, el doctor Garth W. Boericke describió el *ferrum phos.* como «el antibiótico de los niños». Ofrece los mejores servicios, afirmó, cuando existe fiebre, congestión y tos, especialmente en los jóvenes.

La pérdida de voz

El *ferrum phos.* está especialmente recomendado para las pérdidas de voz o la ronquera consecuencia de una irritación de garganta. Tim S., un pastor protestante de cincuenta y cinco años, no podía dirigirse a su congregación porque había perdido la voz después de haber dormido toda la noche en una habitación muy húmeda. Tomó diez tabletas al día de *ferrum phos.* y consiguió curarse en poco tiempo.

El reumatismo

El *ferrum phos.* también es un magnífico remedio bioquímico para tratar el reumatismo. Una mañana, Mathilda J., de cuarenta y dos años de edad, se despertó con un dolor agudo en el brazo y en el hombro derechos. La tarde anterior había estado paseando por una pradera húmeda y se había mojado los pies. Descubrió que si movía suavemente el brazo, el dolor no era demasiado agudo pero al moverlo rápidamente, resultaba insoportable. Durante las siguientes noches, Mathilda estuvo empapada en sudor y su dolor fue empeorando paulatinamente, en especial cuando el clima era húmedo. Había perdido la fuerza en la mano derecha hasta el punto de que no era capaz de levantar nada. Al mismo tiempo, su médico advirtió que parecía sufrir anemia, así que le recomendó que tomara *ferrum phos.* En un plazo de seis días, Mathilda se había recuperado completamente, aunque el clima fuera todavía más húmedo.

Fosfato de magnesio
(*mag. phos.*)

Un sorprendente remedio antiespasmódico

El fosfato de magnesio (*mag. phos.*) es uno de los remedios más importantes de las sales de Schüssler. Aunque es muy poderoso por sí mismo, también está estrechamente aliado con las otras dos sales de fosfato, el *calc. phos.* y el *kali phos.* Todos los fosfatos se prescriben para tratar trastornos que guardan relación con los nervios. Cuando sentimos dolor, se debe a los nervios y cuando los nervios están afectados y, como consecuencia de ello, nos producen dolor, el resultado es doblemente terrible.

Un equipo sano

El *kali phos.* actúa en las fibras nerviosas grises y el *mag. phos.,* en las fibras blancas. Pero ambas están estrechamente conectadas, y si existe una alteración de las moléculas de las fibras grises, casi inevitablemente también se producirá una alteración en las fibras blancas. Por tanto, muchos facultativos partidarios de las sales de Schüssler no prescriben un remedio sin el otro. De igual modo, cuando leas los próximos tres capítulos, descubrirás que los trastornos que los tres fosfatos suelen curar se encuentran estrechamente relacionados.

Aunque en muchas ocasiones los fosfatos se utilizan para tratar trastornos similares, es importante comprender las diferencias que existen entre ellos. El calcio y el magnesio pertenecen al mismo grupo de elementos, los «compuestos alcalinos de la tierra», que también incluyen el bario y el estroncio. Los iones de magnesio y de calcio son «sinérgicos», es decir, producen ciertas reacciones de manera combinada que no pueden provocar cuando operan solos. En algunos casos, el magnesio y el calcio son intercambiables. Pero existen algunas diferencias.

El calcio «tensa» las membranas celulares y el magnesio incrementa su permeabilidad. El primero se encuentra principalmente en los huesos y el segundo, fundamentalmente de forma soluble en los tejidos blandos. Según algunos expertos, las personas que padecen una deficiencia de calcio son propensas a ser pasivas, mientras que las que padecen una deficiencia de magnesio son propensas a ser inquietas. Un facultativo que utiliza las sales de Schüssler comparó esta diferencia con las que existen entre el yin y el yang, las fuerzas opuestas propias de la antigua filosofía china. El calcio y el magnesio son elementos primordiales en la estructura del cuerpo, mientras que el sodio y el potasio son importantes principalmente en los líquidos corporales. El calcio y el magnesio reducen la irritabilidad de los tejidos; el sodio y el potasio la agravan.

La personalidad *mag. phos.*

Las personas que padecen una deficiencia de fosfato de magnesio suelen reflejarlo en su temperamento. Son individuos propensos a sufrir constantes subidas y bajadas emocionales. Por otra parte, quienes padecen una deficiencia de fosfato de magnesio son proclives a ser lentas y pesadas.

Por tanto, no es sorprendente descubrir que la función principal del *mag. phos.* es corregir los trastornos violentos. Los espasmos que afectan a los músculos conjuntivos, a los intestinos, a las retinas y a los vasos sanguíneos; los mareos; las migrañas, e incluso las náuseas y los sudores fríos se pueden tratar con este remedio.

Las personas que necesitan tomar *mag. phos.* pueden parecerse en cierto sentido a quienes precisan *calc. phos.*, es decir, son delgadas y débiles y a menudo padecen problemas de nutrición o de alergia. Suelen sufrir muchos calambres y nerviosismo. También se ha advertido que ambos tipos suelen tener la tez oscura.

El magnesio y la buena salud

El magnesio es muy abundante en el cuerpo, teniendo en cuenta que es un oligoelemento. La cantidad de magnesio que existe en nuestro organismo solo es superada por la cantidad de calcio, potasio y sodio. El magnesio es un factor importante a la hora de ayudar a la sangre a mantener su alcalinidad y actúa junto al fósforo para reconstruir los nervios. Ayuda a endurecer el esmalte dental, como lo hace el calcio. El fosfato de magnesio es necesario para que el cerebro, el corazón y los músculos se relajen. Cuando una cosecha de patata o de zanahoria es mala, una de las medidas que un campesino o un jardinero puede tomar en la siguiente temporada para solucionar el problema es añadir magnesio a la tierra.

Solo hace una década que el papel del magnesio en el cuerpo fue reconocido por las autoridades sanitarias que no utilizan las sales de Schüssler. Este reconocimiento se debe en gran medida al trabajo del doctor John J. Miller, que descubrió que el magnesio quelatado actúa como estímulo en la creación de enzimas.

Este nuevo reconocimiento de oligoelementos como el magnesio ha sido consecuencia de las investigaciones con el espectrofotómetro de absorción atómica, investigaciones que han demostrado que el doctor Schüssler sabía de lo que estaba hablando. En la actualidad se ha aceptado de manera definitiva que una insuficiencia de magnesio puede producir ciertos síntomas como dificultades para escribir, contracciones musculares, temblores y sudoración. La escasez de este oligoelemento también está relacionada con algunas dolencias, como falta de absorción intestinal, diarrea grave, enfermedades crónicas del hígado y otras, así como con el alcoholismo. La deficiencia de magnesio puede producir confusión, cambios en la personalidad y un ritmo cardiaco alterado.

El metabolismo de la glucosa en los músculos depende del magnesio. Todos estos síntomas, que los científicos nutricionales modernos actualmente relacionan con una deficiencia de magnesio, ya los citó el doctor Schüssler como síntomas de una necesidad de tomar *mag. phos.*

El peligro de los alimentos excesivamente refinados

Las principales fuentes de magnesio en la dieta son las hojas verdes, el grano integral, los frutos secos y las semillas. Pero los estadounidenses y los occidentales en general la mayoría de las veces no ingieren suficiente magnesio en su dieta porque todo se encuentra en las capas exteriores de los alimentos sin procesar, y estas capas se eliminan en las frecuentes moliendas y refinamientos a los que están sometidos nuestros alimentos. Además, los bioquímicos creen que, aunque obtengamos suficiente cantidad de magnesio en nuestra dieta, este no llega necesariamente a los lugares del cuerpo donde una deficiencia específica está produciendo un problema. Por ello puede que sea necesario tomar tabletas de sales de Schüssler cuando tus síntomas así lo indiquen.

Los síntomas que apuntan hacia una deficiencia de magnesio por lo general se mejoran mediante el calor y la presión. En otras palabras, si padeces dolores o neuralgia localizados que mejoran cuando aplicas calor y empeoran cuando sales al aire libre, el *mag. phos.* es el remedio que necesitas.

Los dolores intestinales o en la columna vertebral, los calambres en el estómago, las convulsiones, los calambres producidos por un ejercicio prolongado, la rigidez, el entumecimiento o el aturdimiento son síntomas que requieren *mag. phos.* Los pianistas, por ejemplo, pueden encontrar una gran ayuda en este poderoso remedio antiespasmódico, ya que se pasan muchas horas al día delante del teclado y eso puede producir agarrotamiento en las manos.

El *mag. phos.* puede ayudar a aliviar el asma nervioso, las palpitaciones cardiacas, la angina de pecho, varios tipos de dolores punzantes, los espasmos constrictivos de la vagina, la flatulencia, las sacudidas de las extremidades y la fiebre del heno.

La neuralgia y los dolores de cabeza

Ciertos tipos de dolores producidos por la neuralgia son especialmente propensos a responder al tratamiento con *mag. phos.* Estos dolores son espasmódicos, casi violentos, repentinos y profundos. También son agudos e intensos. Los calambres acuciantes que suelen sobrevenir por las tardes y que se alivian con el calor y se agravan con el frío probablemente se pueden aliviar mediante este remedio.

En algunas personas, estos dolores desaparecen rápidamente cuando toman *mag. phos.* En otros casos, el remedio se debe tomar durante un periodo más prolongado de tiempo. Los efectos que ejercen las sales de Schüssler por regla general son sutiles, pero resultan poderosos y duraderos. Las sales de Schüssler son esencialmente nutricionales, pero consiguen un efecto terapéutico. Por tanto, si tomas un remedio durante un tiempo con grandes expectativas, tendrá más posibilidades de que funcione a largo plazo.

Cuando el cuerpo carece de sales de magnesio, el resultado puede ser la aparición de un dolor que se desplaza de un lugar a otro y es recurrente. Ese dolor puede aparecer en la cabeza, en el estómago y en los intestinos e, incluso, en los ovarios y las extremidades.

Chris E. padecía un dolor que le invadía los nervios de la cabeza con una crueldad terrible. Cuando consultó su problema con su médico, llevaba tres días sufriéndolo de manera intermitente. Chris E. tomó dos dosis de *mag. phos.* y los dolores desaparecieron de forma inmediata.

Otra mujer, Patricia S., sufría un dolor acuciante que comenzaba en el ojo derecho y en unos segundos se extendía por todo el lado derecho del rostro y descendía hasta la mandíbula. El *mag. phos.* eliminó su problema en cuatro días. También curó su debilidad general y su falta de apetito.

El doctor B., un firme creyente en las sales de Schüssler, relata una historia acerca de un paciente que se acababa de recuperar de una fiebre que le producía un dolor terrible en el ojo. El dolor era tan intenso que el médico pasó cuatro días tratando todo tipo de remedios para acabar con la dolencia. Por desgracia, no tenía *mag. phos.* La familia del paciente estaba tan preocupada por ese dolor que buscaron a otro médico, que quiso operar al paciente. El doctor B. rogó a la familia que esperara un día más antes de someter a su pariente a una intervención quirúrgica. Aceptaron su consejo y, afortunadamente, al día siguiente el doctor B. recibió un envío de tabletas de *mag. phos.* y le suministró al paciente cinco cada treinta minutos. Cuando el dolor comenzó a remitir, la dosis de tabletas se redujo a cinco cada hora. Al día siguiente, el paciente descansaba plácidamente. Cuando se despertó por la mañana, ya no sufría ningún dolor.

Un hombre de mediana edad procedente de Washington tomó tabletas de *mag. phos.* cada veinte minutos tras sufrir un fuerte ataque de neuralgia. Advirtió la primera disminución verdadera del dolor en veinte minutos. Siguió tomando tabletas a esa frecuencia durante varios días. Seis meses después, la neuralgia había desaparecido por completo y nunca más volvió a molestarle.

Jane B., que había ido a la ciudad a escuchar un concierto, se vio sacudida repentinamente por un intenso dolor de cabeza, hasta el punto de verse obligada a hospedarse en un hotel y a acostarse de inmediato. En el plazo de una hora, un médico que le suministró varias pastillas de *mag. phos.* cada diez minutos consiguió curarla.

El *mag. phos.* también ayudó a Charles F., que padecía un dolor que se extendía desde el rostro hasta los dientes en tan solo unas horas. En otro caso, una mujer joven y de aspecto sano, Barbara C., padecía dolores en el rostro que duraban cinco horas. Después de tomar *mag. phos.* durante tres días, habían desaparecido.

Muchos médicos suministran con éxito tabletas de *mag. phos.* a sus pacientes –parece que funciona tanto en jóvenes como en personas de edad avanzada– en lugar de una aspirina, para calmar el dolor. Muchos dolores de muelas se han curado con este poderoso remedio.

Una mujer de setenta y cuatro años, llamada Esther Y., padecía eccemas, estreñimiento y dolores de estómago. Encontró alivio a sus tres dolencias cuando tomó *mag. phos.* para curar una neuralgia que estaba asentada en su rostro y en su mandíbula superior.

Los calambres

Tanto el *calc. phos.* como el *mag. phos.* se recomiendan para curar la mayoría de los calambres. La recomendación general es tomar *mag. phos.* en dosis 6x antes de las comidas y *calc. phos.* en la misma potencia después de las comidas. Disuelve en agua caliente cinco tabletas de cada una de las sales y bebe el agua. Repite este proceso cada tres horas. Estos remedios deberían ayudar a curar varios tipos de calambres, como los que son consecuencia de un ejercicio prolongado, incluyendo el agarrotamiento y el entumecimiento producidos por los calambres invernales, así como los calambres sufridos por los albañiles o los trabajadores que deben sujetar herramientas durante periodos prolongados de tiempo. Los calambres que se producen en los intestinos y en el estómago, en la garganta y en la laringe, así como en las comisuras de la boca, también responden muy bien a este antiespasmódico.

Al principio de este capítulo mencioné que el *calc. phos.* se puede tomar con el fosfato de magnesio. El doctor

Schüssler recomendó que el *mag. phos.* se tomara primero y, si no funcionase a pesar del hecho de que los síntomas indicasen que debería hacerlo, se tendría que tomar el *calc. phos.*

El *mag. phos.* también se ha prescrito en múltiples ocasiones con gran éxito en casos en que los calambres estomacales están acompañados por flatulencias. También ha sido eficaz en muchos casos acuciantes de hipo, especialmente cuando se toma en agua caliente.

Los dolores de pecho

Los dolores de pecho no se deben tomar a la ligera. Si sospechas que padeces angina de pecho, no deberías intentar tratarla en casa, sino que tendrías que consultarlo con un médico. No obstante, sería conveniente tomar *mag. phos.* al primer indicio de dolor de pecho. No todos los dolores en el pecho indican que existe un problema cardiaco: algunos se pueden describir como «falsa angina». Las sales de Schüssler actúan para eliminar esos dolores, que pueden resultar preocupantes para los no iniciados. Si los padeces, puedes tratarlos con tabletas de *mag. phos.* disueltas en un vaso de agua. Si se toman a menudo, proporcionan un rápido alivio.

Un ama de casa de veinticinco años llamada Diane B. experimentó repentinamente un dolor tan agudo en la zona izquierda del pecho que sus amigos temieron por su vida. El *mag. phos.* disuelto en agua caliente y alternado con *kali phos.* (para el funcionamiento débil de su corazón) consiguió curarla rápidamente. Su pulso recuperó la normalidad y el dolor de pecho remitió. Un médico se encontraba de camino, y cuando llegó, afirmó estar convencido de que aquella mujer solo había sobrevivido gracias al *mag. phos.*

Otras indicaciones

El *mag. phos.* se recomienda para aliviar la artritis y el reumatismo. Se debería tomar inmediatamente si los dolores son acuciantes, violentos y espasmódicos. Un anciano llamado Scott N. se sentía agobiado, abatido y agotado por el nerviosismo. No era capaz de conciliar el sueño por culpa de los dolores que sentía en el lado izquierdo del rostro y del pecho. Le suministraron *mag. phos.* para los dolores espasmódicos y *kali phos.* para su pérdida de energía. Ambos remedios le curaron sus problemas en aproximadamente dos semanas. Scott se convirtió en un hombre nuevo. Podía dormir bien, trabajaba en el jardín de casa y ya nunca más sufrió ataques espasmódicos.

El *mag. phos.* también ha ayudado a personas que habían perdido su sentido del olfato como consecuencia de un resfriado. Los vómitos y la diarrea acuosa se curaron con este remedio tomado disuelto en un poco de agua caliente. Si padeces diarrea espasmódica, las sales que debes tomar además del *mag. phos.* dependerá del color de la diarrea. Los casos de tos espasmódica han desaparecido en horas gracias a él. Casi todos los problemas que están asociados a un dolor espasmódico, incluso si existen otros síntomas que precisan otros remedios, apuntan al *mag. phos.*

Si te quedas afónico o la tráquea se cierra espasmódicamente, el fosfato de magnesio podrá ayudarte. El uso de este remedio resulta eficaz incluso si eres diabético o, en caso de que ya seas anciano, si has desarrollado ciertos problemas auditivos.

Si sientes el cerebro embotado, se te olvidan las cosas y no eres capaz de concentrarte, el *mag. phos.* es la sal de Schüssler apropiada. Este remedio también puede aliviar los dolores de la menstruación que preceden al flujo. Si padeces problemas con la menstruación y experimentas mareos y sofocos con la menopausia, puedes encontrar ayuda en el *mag. phos.* Los dolores de parto espasmódicos o los calambres en las piernas durante las últimas etapas del embarazo se alivian rápidamente con una dosis.

Según el doctor Schüssler, aplicado con un poco de algodón empapado en agua, el *mag. phos.* ayudará a aliviar las picaduras de insectos alrededor de las rodillas, los tobillos y los codos. El insomnio producido por las inquietudes emocionales puede encontrar ayuda en este remedio. Los dolores de muelas y dientes reumáticos e intensos que se alivian con calor también pueden mejorar, así como la necesidad frecuente de orinar.

Al igual que todas las demás sales, el *mag. phos.* es especialmente eficaz para cierto tipo de persona. Eso no quiere decir, por supuesto, que si no te ajustas a ese perfil no puedas encontrar ayuda en este remedio. Me refiero a que si eres ese tipo de persona, tus posibilidades de beneficiarte de esta sal mineral son más numerosas. La «persona *mag. phos.*» es un individuo delgado, de tez oscura y de aspecto enjuto y nervioso —el aspecto nervioso a veces se expresa mediante un parpadeo intenso—. Para estas personas, el *mag. phos.* es un remedio constitucional, lo que significa que esta sal podrá curar muchos de sus trastornos, aunque sea menos eficaz en otras personas. Quienes necesitan *mag. phos.* con frecuencia parecen estar cansados o permanecen sentados e inmóviles en completo silencio. O pueden estar paseando de un lado a otro de una habitación. Si una persona tiene tendencia a tartamudear o a llorar, o si se queja del frío, especialmente si este le recorre la columna vertebral, el *mag. phos.* le podrá ayudar.

Finalmente, estos son dos indicios más de que existe una deficiencia de *mag. phos.*: un anhelo de tomar bebidas frías y azúcar, con aversión al café, y una sensación de adormecimiento. Si entre las diez y las once de la mañana y entre las cuatro y las cinco de la tarde padeces dolores de cabeza, el *mag. phos.* puede ayudarte. Si sientes chasquidos en el cerebro y rigidez en la cabeza, piensa en la posibilidad de tomar *mag. phos.*

Si tienes la garganta tan irritada que sientes dolor al tragar, tienes una tos seca tan fuerte que te resulta difícil hablar, o si te ahogas o tienes náuseas, el *mag. phos.* puede ser la cura.

En general, el dolor acuciante y el agotamiento extremo son señales que indican al observador inteligente que se necesita *mag. phos.* Este remedio funcionará con mayor rapidez si se disuelve en agua caliente, y parece resultar igual de eficaz en todas las potencias. Los calambres y los dolores también se pueden eliminar mediante la aplicación directa de fosfato de magnesio. Este poderoso antiespasmódico contiene la clave para cualquier dolencia. Cuando se utiliza correctamente, puede efectuar las curas más milagrosas.

Cloruro potásico
(*kali. mur.*)

El remedio para la apatía y el agotamiento

El cloruro potásico (*kali mur.*) tiene una acción muy sutil y puede estar solapado por otras sales de Schüssler más espectaculares como el *ferrum phos.* y el *natrum mur.* No obstante, el *kali mur.* es igual de importante que las demás. Es un componente fundamental de los músculos, de las células nerviosas y de las cerebrales. De hecho, las células cerebrales no pueden formarse sin la acción de esta sal. Casi siempre se debería utilizar con *ferrum phos.* para combatir las fiebres. Desde la época del doctor Schüssler hasta la actualidad se ha creído que el *kali mur.* es la sal que construye la fibra proteínica del nitrógeno, la fibrina.

En muchos sentidos, el *kali mur.* se parece al *kali sulph.* y está indicado para tratar muchos de los mismos problemas. Sin embargo, existe una importante diferencia: si se trata de estreñimiento, diarrea o catarro nasal o bronquial, el color

117

de las exudaciones que requieren el *kali mur.* suele ser blanco en lugar de amarillo, al igual que sucede en las secreciones que indican una necesidad de *kali sulph.* En ocasiones, los facultativos partidarios de las sales de Schüssler prescriben *kali mur.* cuando todo lo demás no parece funcionar. Resulta muy útil para el tratamiento de trastornos crónicos, especialmente cuando tiene lugar una inflamación importante. Se debería prescribir rutinariamente, junto al *ferrum phos.*, en casos de resfriados y de otros trastornos catarrales. También para tratar ciertos casos de reumatismo, al igual que el *kali sulph.*

Un poderoso purificador

El *kali mur.* puede ayudar a destruir los deshechos del cuerpo cuando este está combatiendo una fiebre o una infección. Se debería suministrar cuando la fiebre haya desaparecido y el cuerpo comienza el proceso de convalecencia y de recuperación de la salud. El *kali mur.* retrasa el mecanismo de secreción. Si tienes una secreción vaginal blanca o una sangre menstrual oscura y coagulada, prueba a tomar esta sal, así como *natrum phos.* Si el flujo de sangre menstrual es doloroso, alterna las dosis de *kali mur.* con las de *mag. phos.*

El *kali mur.* también goza de la reputación de ayudar a tu cuerpo a despojarse de los pinchazos y las congestiones en la cabeza, así como de los trastornos que están relacionados con estas dolencias. Está específicamente recomendado, junto al *natrum mur.* y al *ferrum phos.*, para tratar todos los problemas de garganta. También te ayudará a curar las inflamaciones producidas por el acné y el asma. A estas alturas del libro, habrás advertido que la eficacia de las sales de Schüssler se superpone y algunas tratan los mismos trastornos. La clave para saber qué sal se debe tomar es conocer qué trastornos

se encuentran presentes en la dolencia que se desea combatir. Es necesario que se den determinados factores para que
cierta sal funcione.

Dennis K. llevaba sufriendo asma muchos años. Tosía
con tanta fuerza durante los ataques que tenía que recostar-
se en el respaldo de una silla cuando le sobrevenía la tos espasmódica. También vomitaba flemas blancas y espesas. Su
médico le prescribió *kali mur.* cada veinte minutos, y después cada tres horas, hasta que la tos remitió definitivamen-
te. Dennis declaró que nunca más volvió a sufrir otro ataque
de tos asmática aguda. El *kali mur.* se debería utilizar cuando
la respiración está oprimida, aproximadamente cada veinte
minutos y cada vez que sobreviene un ataque.

El hígado estresado

El *kali mur.* también resulta muy útil cuando el hígado
está perezoso y cuando las hemorroides exudan sangre oscura y coagulada. Además, controla las ampollas cuando se aplica sobre quemaduras (también debes tomar *ferrum phos.* para
aliviar el dolor). De hecho, cuando sufras un dolor agudo y
constante, deberías tomar cada veinte minutos una dosis de
kali mur. en una potencia 3x.

Si los alimentos ricos en grasas o la repostería te producen indigestión, tendrías que tomar *kali mur.* para que te ayude
a controlar la indigestión y los gases. Por supuesto, también
deberías recordar que consumir alimentos ricos en grasas y
repostería puede ser perjudicial para tu salud, aunque no te
produzcan indigestión. Si un repostero utiliza azúcar para
elaborar las deliciosas creaciones que comes (¿acaso hay algún repostero que emplee otro ingrediente?), probablemente desarrollarás ese estado de abatimiento y agotamiento que

sufren tantos norteamericanos. Otra de las maneras en las que esta maravillosa sal podría ayudar a aliviar el abatimiento es diluyendo la sangre, de tal modo que consuma menos energía cuando se bombea a través de las arterias.

La recuperación de la energía juvenil

Se necesitan algo más que unas cuantas sales de Schüssler para recuperar la energía que tenías cuando eras joven, pero estos remedios, especialmente el *kali mur.*, pueden ayudarte. Llevar una dieta adecuada, que incluya suficientes vitaminas y minerales, es sumamente importante, al igual que hacer mucho ejercicio. Con el *kali mur.*, deberías comenzar a desarrollar nueva vitalidad y energía.

Como ya mencioné anteriormente, es necesario suministrar *kali mur.* cuando la fiebre comienza a remitir. Esto se debe a que este remedio es un agente creador. Su eficacia radica en su capacidad para ayudar a un cuerpo que se está recuperando de una enfermedad o de una infección.

El reumatismo

De igual modo que el *kali sulph.* resulta muy beneficioso para tratar los casos de reumatismo, también lo es el *kali mur.*, que parece aliviar la inflamación de las células relacionadas con la excreción y la absorción en casos de inflamación y de dolor reumático o de gota. Una de las diferencias que existe entre los dos remedios es que cuando el movimiento produce dolor, se debe tomar *kali mur.*, mientras que cuando pasear hace que el dolor desaparezca, es más conveniente el *kali sulph.* También tendrás la típica lengua blanca o grisácea cuando necesites *kali mur.*, en lugar de una coloración amarillenta que indica la necesidad de tomar *kali sulph.*

Un caso clásico que presenta la mayoría de los síntomas que indican la necesidad de tomar *kali mur.* es el de Abraham Z., un hombre de setenta y ocho años. Llevaba enfermo muchos años y tenía poco apetito, debido a los ataques de indigestión que padecía. No podía comer alimentos ricos en grasas y continuamente sufría diarrea, estreñimiento, dolor de estómago y flatulencias. Siempre tenía las articulaciones hinchadas. Su médico le suministró *kali mur.* en potencia 3x, tres tabletas cada dos horas disueltas en agua caliente y tomadas oralmente. En seis semanas, todos sus problemas habían desaparecido. Esta historia ilustra los sorprendentes poderes que tiene este remedio en el tratamiento del reumatismo y de otros trastornos.

Una niña de doce años llamada Brigitte R. padecía dolores en todas las articulaciones, especialmente en las muñecas y en los codos. Una combinación de *ferrum phos.* y de *kali mur.* disuelta en un vaso de agua caliente curó sus problemas en solo unos días. Se le suministró *ferrum phos.* durante el proceso febril y se utilizó *kali mur.* durante su recuperación para acelerarlo. Al año siguiente, cuando apareció el mismo problema, estos remedios funcionaron con mayor rapidez todavía.

En un caso que relató el propio doctor Schüssler, Hans H. llevaba ocho días padeciendo reumatismo y fiebre. Sus articulaciones estaban tan hinchadas que no podía tumbarse cómodamente en la cama, así que probó a pasear durante toda la noche. Hans tomó *kali mur.*, y la noche siguiente pudo dormir plácidamente. Doce días después, estaba curado.

En otro de los casos relatados por el doctor Schüssler, un hombre de setenta años llamado Paul H. padecía un reumatismo agudo en el hombro y en las articulaciones del codo.

Al igual que en el caso de Hans H., cada vez que se acostaba los dolores eran más intensos. Se curó en relativamente poco tiempo después de tomar el remedio de *ferrum phos.* y *kali mur.*

En otro caso más, un niño que padecía fiebre reumática se curó en solo unas horas tomando *kali mur.* Las fiebres reumáticas son algo serio, especialmente en los más pequeños, porque debilitan gravemente el corazón. Cualquier niño que padezca una fiebre reumática debería acudir al médico.

Finalmente, en otro caso, un médico prescribió *mag. phos.* durante la recuperación de su paciente de reumatismo, porque este comenzó a sufrir dolores espasmódicos en el abdomen. Por supuesto, si sufres un ataque agudo de reumatismo, siempre deberías consultar con tu médico además de usar las sales de Schüssler adecuadas como complemento del tratamiento.

El dolor de oídos

El dolor de oídos puede ser peligroso, además de molesto. Si padeces uno persistente o tienes secreciones en los oídos, deberías ver a un médico. Como existe mucha secreción en esta zona, el *kali mur.* es uno de los tratamientos principales para la otitis. Se debería tomar simultáneamente con el *ferrum phos.* en casos en que el dolor de oídos esté acompañado de inflamación o de fiebre, junto al tratamiento prescrito por el médico.

El *kali mur.* es muy útil cuando la inflamación ha comenzado a remitir y las membranas se están ensanchando, hasta el punto de que algunas veces el paciente puede perder la capacidad auditiva. El *kali mur.* actúa para evitar esto, eliminando la fibrina que está tratando de escapar del cuerpo a través de las membranas mucosas del oído.

Otros usos

Puedes aplicar el *kali mur.* directamente a los furúnculos y a los carbuncos para evitar que se inflamen más. También se utiliza para tratar la anemia acompañada por erupciones cutáneas. Si padeces dolor de espalda y has tomado *ferrum phos.* sin éxito, prueba el *kali mur.* Las tabletas de *kali mur.* se pueden pulverizar y el polvo se puede aplicar sobre las quemaduras de primer y segundo grado.

Las toses fuertes originadas en el estómago y las cortas y agudas requieren *kali mur.* Por supuesto, siempre debes comprobar si tienes la lengua blanca. Si los problemas oculares están acompañados por una secreción blanca, prueba a tomar *kali mur.*

Si tienes problemas para digerir los alimentos ricos en grasa, si padeces flatulencias o si tienes el hígado perezoso, recurre al *kali mur.* Si sufres gastritis por haber ingerido líquidos calientes, necesitas *kali mur.* Igualmente, si padeces de dolor de estómago acompañado de estreñimiento, prueba a tomar esta sal. Si tienes el sueño alterado y te sobresaltas con facilidad, el *kali mur.* te permitirá una vez más disfrutar de una placentera noche de sueño.

Fosfato potásico
(*kali. phos.*)

Calmante de los nervios alterados

El fosfato potásico (*kali phos.*) es una sal que obra maravillas en los nervios alterados. En la actualidad, es un milagro que cualquiera de nosotros podamos mantenernos tranquilos. El temperamento aflora y la vida te presenta más problemas que nunca. Sin embargo, afortunadamente, el doctor Schüssler, que hace muchos años estuvo trabajando en el campo alemán, descubrió que el *kali phos.* ayuda a calmar el temperamento irritable, y sus descubrimientos todavía hoy siguen vigentes.

El *kali phos.* es la sal que ayuda a las personas cuando se sienten deprimidas o cuando padecen dolores de cabeza consecuencia de un ataque de nerviosismo. Ha ayudado a muchos insomnes a disfrutar de una noche placentera.

El *kali phos.* es el más importante de los tres remedios que contienen potasio. Los médicos homeopáticos de todo el mundo —y aquellos que recurren exclusivamente al sistema de sales ideado por el doctor Schüssler— recurren a él como tranquilizante. Este remedio siempre se prescribe para eliminar la irritabilidad, la preocupación, la sobreexcitación, el exceso de trabajo y la depresión, incluso esa terrible depresión extrema que hace que la tarea más sencilla nos parezca una escalada al monte Everest.

El *kali phos.* ha ayudado incluso a personas que llevaban padeciendo angustia, sufrimiento y desesperación durante largos periodos de tiempo, personas a las que la vida les resultaba difícil en lugar de dichosa, pero que han probado este remedio, se han recuperado y han comenzado a llevar vidas felices y productivas. El *kali phos.* a menudo se prescribe para tratar casos de senilidad, memoria frágil y olvidos. Si un ejecutivo muy ocupado o un estudiante estresado se agotan por haber realizado mucho ejercicio mental, el *kali phos.* puede proporcionar mucho alivio. Este remedio aparece para restaurar la ley y el orden tanto en el cuerpo como en la mente. Parece actuar como una influencia estabilizadora cuando la vitalidad decae en aquellos momentos en los que sobreviene una adversidad. Puede ser un sedante eficaz cuando una persona padece ansiedad y temores constantes que resultan casi paralizantes.

El potasio actúa como «detergente» en el intestino grueso y el canal alimentario, y resulta vital para la acción del corazón. Algunas personas creen que la respuesta al cáncer se encuentra escondida en el secreto que encierra la acción química del potasio. Se sabe que el «secreto de la vida» está oculto en las células, y los cambios químicos que ocurren en ellas les proporcionan energía, dotándolas de vida.

Para la preparación bioquímica del *kali phos.*, el potasio se mezcla con ácido fosfórico hasta que la solución queda ligeramente alcalina. El ácido fosfórico resulta vital para la química del cerebro porque se combina con otras sustancias y se convierte en una parte integrante de la materia gris cerebral.

Un remedio para el corazón y el alma

La depresión puede ser lo más terrible que una persona tenga que soportar. Muchas veces el paciente ni siquiera está seguro de por qué se encuentra deprimido, lo que hace que su enfermedad empeore todavía más. El *kali phos.* está recomendado para todas aquellas personas que sufren miedos irracionales. Estos sujetos tienen miedo a que les sucedan mil y una desgracias. No es un problema raro; millones de personas padecen este trastorno mental, e incluso puede que tú seas una de ellas.

¿Algunas veces pierdes el apetito? ¿Los ruidos, por muy pequeños que sean, te vuelven loco hasta el punto de que te pones a gritar: «No puedo soportarlo más»? ¿Los camiones a los que les chirrían los frenos o que emiten mucho estruendo cuando pasan a tu lado, o los helicópteros que vuelan por encima de tu cabeza, o los niños que juegan en la calle distraen tu atención? ¿Tienes miedo a los ruidos? Si padeces este tipo de estado mental, el *kali phos.* es precisamente lo que el médico debe prescribirte.

¿Te despiertas con facilidad? ¿La memoria te juega malas pasadas? ¿Sufres cierta sensación de añoranza? Todos estos síntomas indican una deficiencia de *kali phos.* ¿Padeces melancolía, mal humor, pérdida de memoria e irritabilidad? ¿Sientes la necesidad de apartarte de la sociedad? La depresión puede sobrevenir durante un periodo de dudas personales, de presión, de preocupación: cuando tienes la sensación de que no sabes qué hacer. Pero ahora ya lo sabes. Tomar *kali phos.*

Cansado de la vida, pero con miedo a morir, Ben R. había probado muchos medicamentos, pero ninguno de ellos funcionó hasta que su médico le recetó *kali phos.* Por primera vez en muchas semanas, Ben se sentía más calmado, solo ocho horas después de haber tomado el remedio. Aquella fue la primera noche que pasó durmiendo plácidamente en mucho tiempo.

El mismo médico probó el remedio en una mujer de mediana edad, Alice P., que aunque nunca había sido muy religiosa, de repente se sentía aterrada al pensar que podía ir al infierno. Este pensamiento la obsesionaba tanto que tuvo que calmarse a la fuerza. Alice se lamentaba, se rasgaba las vestiduras y contemplaba un mundo del que obviamente no era consciente. Pero el *kali phos.* obró milagros en muy poco tiempo.

Un médico que cree en las sales de Schüssler relataba la historia otro médico que no creía en ellas. Este último se exigía mucho en su trabajo, hasta el punto de sufrir un «colapso nervioso». Su trastorno había empeorado tanto que incluso tuvo que plantearse la posibilidad de renunciar a su práctica médica. Pero su amigo le convenció para que tomara *kali phos.* durante treinta días. El atormentado médico afirmó que no creía en las sales de Schüssler, pero aceptó ese plan de acción, ya que nada de lo que había probado antes le había ayudado a recuperarse de su problema.

En solo unos días el médico estaba completamente curado, aunque seguía sin convencerse de los poderes curativos de las sales de Schüssler y se negó a seguir tomando *kali phos.* No obstante, ninguno de sus síntomas nerviosos volvió a aparecer, y el médico fue capaz de atender a todos sus pacientes sin mayores problemas. A partir de entonces, comenzó a creer en el poder de las sales de Schüssler.

El *kali phos.* curó a una joven maestra de escuela, Ann C., que padecía un desengaño amoroso. Se sentía tan desdichada que tenía que abandonar el aula porque llegaba al punto de golpearse la cabeza contra las paredes. Su médico le suministró una tableta de *kali phos.* cada hora durante varios días. La maestra regresó a su trabajo completamente recuperada.

El insomnio

Paul N. era un hombre de éxito que tenía una familia numerosa y feliz y un negocio próspero. Pero comenzó atravesar por problemas económicos que no le dejaban dormir. El *kali phos.*, administrado en dosis 6x, lo curó, no de sus problemas económicos, sino del insomnio que le impedía resolverlos.

Los dolores de cabeza

Los dolores de cabeza no son fáciles de tratar, y eso es algo que la ciencia y la medicina moderna saben. En el capítulo dedicado al *natrum mur.*, vimos que era uno de los principales remedios para tratar los dolores de cabeza. Pero el *kali phos.* es una buena opción, junto con cualquier otro que te hayan prescrito, si padeces un «dolor de cabeza nervioso». Los dolores de cabeza nerviosos a menudo están relacionados con trastornos producidos por la depresión o la preocupación, aunque no seamos capaces de comprenderlo con claridad ni de darnos cuenta de cuál es la causa.

Todas las sales de Schüssler que son fosfatos están recomendadas cuando un dolor de cabeza se encuentra localizado en los ojos. Se debería tomar *kali phos.* alternándolo con *mag. phos.* O con *natrum phos.*

Los dolores de cabeza que suelen curarse con *kali phos.* son aquellos producidos por la irritabilidad y la fatiga, o que guardan relación con ellas. Si bostezas con mucha frecuencia, sientes un zumbido en los oídos y no te apetece estar levantado pero tus síntomas desaparecen cuando las cosas de repente comienzan a ponerse interesantes o cuando comes, probablemente necesitas *kali phos.* Los dolores de cabeza que son consecuencia de haber realizado mucho ejercicio mental también se pueden curar con este remedio. Resulta especialmente útil para los estudiantes que los padecen cuando se acerca la época de los exámenes.

Una mujer de cincuenta y cinco años, Jewel E., sufría dolores de cabeza tan acuciantes que tenía la sensación de que se iba a volver loca. Insistía en que su cerebro estaba desgarrado y de que se iba a quedar sin ojos. Estuvo viviendo con esa ilusión durante varios días hasta que su médico le pidió que tomara *kali phos.*, primero una dosis y luego otra dos horas más tarde. Después de haber tomado la segunda dosis, los dolores de cabeza desaparecieron.

En otro caso, Robin M. padecía un dolor de cabeza durante el segundo día de su periodo menstrual. Inmediatamente después de haber tomado *kali phos.* que le prescribió su médico, su flujo menstrual aumentó y su dolor de cabeza desapareció.

Un estudiante de medicina, Robert S., padecía un pitido y un zumbido en los oídos consecuencia de las muchas horas que pasaba estudiando. Un médico le prescribió doce tabletas de *kali phos.* y le indicó que tomara una cada tres horas. Robert inmediatamente comenzó a sentir alivio y los dolores de cabeza que siempre le sobrevenían cuando ejercitaba demasiado el cerebro dejaron de ser un problema.

Otros síntomas

Por lo general, los síntomas que precisan tomar *kali phos.* empeoran por las mañanas y por las tardes, y persisten durante toda la noche. La persona que padece estos síntomas por regla general descubre que se siente mejor después de levantarse y andar lentamente. El aire fresco hace que los síntomas empeoren, mientras que el ayuno puede provocar que mejoren. Los dolores agudos están conectados con una deficiencia de *kali phos.* Tenemos la sensación de que tiran de nosotros y pueden resultar casi paralizantes.

Si te sientes abatido por el agotamiento que te produce el trabajo, si la vida te ha golpeado con muchos reveses o si te sientes desesperado, prueba el *kali phos.* y conviértelo en tu remedio constitucional. ¡Podría cambiarte la vida!

Si descubres que cada vez te sientes más malhumorado como consecuencia de una serie de contratiempos, es posible que estés a punto de convertirte en otro Mark Twain, pero podrías necesitar *kali phos.* (Twain creía en los beneficios que estos remedios reportan para la salud.) Si, por lo general, compruebas que todo lo que te rodea, que tu situación económica, que tu familia y, finalmente, tú mismo te producen indiferencia, probablemente necesitas *kali phos.*

Si se te nubla la vista o ves colores ante los ojos, puntos negros flotantes o efectos holográficos, puedes mejorar tu sentido de la vista por medio del *kali phos.* Si se te inflaman los oídos, sientes palpitaciones o espasmos, el resfriado te produce tos, el nerviosismo saca lo peor de ti, sufres la fiebre del heno, tienes la nariz taponada o hinchada, o las encías inflamadas, irritadas y rojas, necesitas *kali phos.* Por supuesto, si padeces o una infección grave, no deberías tratar de curarla por ti mismo. Consulta a tu médico.

Una de las principales utilidades que tiene el *kali phos.* es para eliminar ciertos olores corporales desagradables. También puede acabar con el amargor en la boca y el rechinar nervioso de dientes. Ciertos tipos de toses es mejor tratarlas con *kali phos.*, como las secas, las cortas y espasmódicas y las que son consecuencia del asma (el *kali phos.* es el remedio específico para las toses asmáticas).

Una de las principales aplicaciones fisiológicas del *kali phos.* es en el tratamiento de la angina de pecho. Se toma junto al *mag. phos.* Naturalmente, si sufres dolores de pecho, deberías consultar con un médico. Pero después de haber visitado a tu médico y de haber comenzado el tratamiento que te haya recetado, deberías acudir a tu establecimiento de alimentos naturales o a tu farmacia homeopática y adquirir un poco de *kali phos.* Todo aquello que está conectado con los problemas cardiacos se puede tratar con esta sal, como complemento, por supuesto, de aquello que te haya prescrito tu médico. Cuando el corazón está lleno de grasa o se está degenerando, los pulmones están inflamados o se sienten dolores en el pecho, se debería tomar de manera regular este maravilloso calmante.

Sulfato de potasio
(*kali. sulph.*)

Poderoso transportador de oxígeno

Aunque sus efectos no suelen ser tan espectaculares como los de otras sales de Schüssler, el sulfato de potasio (*kali sulph.*) resulta muy útil a la hora de realizar algunas funciones importantes. Varios indicios revelan que esta sal puede aliviar la calvicie, aunque se le debe conceder mucho tiempo para que surta efecto y ha de tomarse junto a la sal constitucional de cada uno. No olvides que emplear una sal constitucional adecuada puede ser tan importante a la hora de tratar un problema de salud como tomar el remedio que precisan tus síntomas en particular.

El *kali sulph.* es la cura bioquímica de la caspa y resulta muy importante para conservar la salud de la piel. También puedes utilizarla para combatir trastornos más graves, como el reumatismo y el asma.

El *ferrum phos.* y el *kali sulph.* actúan conjuntamente en tu cuerpo para ayudar a que la sangre transporte oxígeno a todas las células. Se dice que el primero regula la «respiración externa», y el segundo la «respiración interna» de las células durante el intercambio de gases. Ambas sales ayudan a transportar el oxígeno, aunque algunos creen que el *kali sulph.* puede llevarlo a zonas donde el *ferrum phos.* no es capaz de hacerlo.

La sal *kali sulph.* está relacionada con la creación de nuevas células de la piel, lo cual resulta muy beneficioso en aquellos casos en que las viejas están dañadas o han muerto como consecuencia de una enfermedad. Este remedio casi siempre se prescribe, junto a otras sales de Schüssler, para el tratamiento de los problemas cutáneos. (Para encontrar más ejemplos, ver la guía simplificada de remedios de la página 43).

El *kali sulph.* y la *pulsatilla*

El *kali sulph.* guarda una estrecha relación con la *pulsatilla* como remedio homeopático importante. La *pulsatilla* es un compuesto más complejo que el *kali sulph.* Sin embargo, este, el *kali phos.*, el *calc. sulph.* y, probablemente, la sílice son los agentes homeopáticos activos. De todos ellos, el *kali sulph.* es el dominante.

Algunos síntomas (como la necesidad de aire fresco) que señalan la necesidad de tomar *kali sulph.* o *pulsatilla* son notablemente similares. Y los dos remedios ayudan a curar trastornos parecidos. El *kali sulph.* es a la medicina bioquímica lo que la *pulsatilla* es a la medicina homeopática. La teoría del doctor Schüssler es que los ingredientes activos de muchos remedios botánicos homeopáticos probablemente son las doce sales.

Tanto el *kali sulph.* como la *pulsatilla*, por ejemplo, son muy útiles en el tratamiento del vértigo, cuando el simple hecho de mirar hacia arriba hace que el paciente se sienta como si se estuviera cayendo. Si padeces un dolor de cabeza constante que hace que te sientas como si te hubieran colocado una banda de metal alrededor de ella o como si la hubieran fijado a un torno, el médico podía prescribirte *pulsatilla* o *kali sulph.*, dependiendo de otros síntomas.

Si necesitas *kali sulph.* o *pulsatilla*, el hecho de permanecer en reposo o estar tumbado hace que te sientas peor y es probable que padezcas problemas oculares: visión debilitaba, percepción de colores oscuros delante de ti y párpados irritados e hinchados. También podrías llegar a tener la sensación de que has perdido el sentido del olfato. El *kali sulph.* es un remedio importante cuando notas la garganta seca, irritada y llena de mucosidad por las mañanas y tienes dificultades para tragar, y la *pulsatilla* también ayuda a acabar con estos síntomas.

El *kali sulph.* resulta especialmente eficaz en el tratamiento de la ronquera que empeora por las tardes. Tanto esta sal como la *pulsatilla* se utilizan en casos de menstruación irregular, palpitaciones cardiacas y pústulas. La única diferencia que existe entre ambas es que los pacientes que necesitan *kali sulph.* son obstinados, mientras que los que necesitan *pulsatilla* tienen un temperamento más calmado.

El cabello y la piel

Las personas de mayor edad suelen sufrir sequedad en la piel. El *kali sulph.* es un agente lubricante del cuerpo y puede ayudar a la piel cuando los aceites necesarios se han secado. Se ha utilizado en el tratamiento de la caspa pegajosa y llena de escamas, de los eccemas y de la piel caliente, seca e irritada. Siempre está recomendado para los niños como una manera de mantener la piel sana durante una enfermedad.

El *kali sulph.* es bueno para aliviar las manos calientes e irritadas y para eliminar la sensación de picor y hormigueo en la piel. Esta sal, que se puede tomar oralmente como un remedio constitucional o disuelta en agua y aplicada directamente sobre la zona con un trozo de algodón, ayudará a eliminar y a curar las manchas hepáticas, como las erupciones producidas por los herpes, las pústulas, la psoriasis y las erupciones escamosas que aparecen cuando tienes el rostro húmedo. Se ha llegado a decir que el *kali sulph.* puede incluso curar la tiña.

En todos los trastornos relacionados con la piel, nuestro estado emocional es un factor importante. Por tanto, debemos asegurarnos de que al mismo tiempo tomamos el remedio prescrito para mejorar nuestro estado mental. Si tu estado mental también indica que necesitas *kali sulph.*, mucho mejor. Es entonces cuando verdaderamente sabrás que estás utilizando el remedio correcto.

En ocasiones, cuando se observa una deficiencia de *kali sulph.*, se manifiesta en forma de una materia amarillenta y viscosa que emerge de los poros de la piel. Se cree que el *kali sulph.* elimina estos trastornos, ya que transporta oxígeno y destruye las células de deshecho. En este caso, actúa junto al *ferrum phos.* De ese modo, en muchas inflamaciones cutáneas, así como en las inflamaciones internas, el *kali sulph.* es, sin lugar a dudas, el remedio adecuado.

Trata los problemas cutáneos tres veces al día con *kali sulph.* de potencia 6x, de forma oral o aplicado sobre la piel. Te ayudará a curar las verrugas dolorosas, las erupciones

cutáneas producidas por hongos y las erupciones rojas y dolorosas, así como los brotes que se asemejan al sarampión
y la piel seca. Los eccemas responden bien a este remedio
cuando se da una secreción amarillenta. En casos de caspa
que se puede tratar por medio del *kali sulph.*, a menudo otro
de los síntomas es la aparición de escamas y sequedad en el
labio inferior. Otro de los síntomas que indican la necesidad
de tomar *kali sulph.* es tener la lengua amarillenta.

Mike P. llevaba mucho tiempo sufriendo un caso recurrente de pequeñas erupciones cutáneas rojas que hacían que
su rostro pareciera hinchado. Llevaba sufriendo este problema cinco años. Al principio, encontró cierto alivio aplicando
agua fría pero, a medida que fue pasando el tiempo, la irritación se aliviaba principalmente por medio del calor. También
padecía estreñimiento. Después de probar sin éxito varios
remedios, el médico de Mike le suministró *kali sulph.*, lo cual
produjo una mejora notable en tan solo tres días. Su estreñimiento también desapareció.

Lydia P. padecía una serie de efectos secundarios consecuencia de un caso grave de infección viral que llevaba padeciendo ocho meses. Presentaba pequeñas vesículas duras
en el rostro, que desembocaron en finas costras. Dos dosis
de *kali sulph.* disueltas en agua y aplicadas con un poco de algodón por las mañanas y por las tardes durante cuatro días
curaron su dolencia en solo cuatro semanas.

También se ha documentado la curación de un caso de
calvicie por medio de esta sal. El paciente, Larry D., que
antaño lucía una negra cabellera que le cubría el rostro y el
cuero cabelludo, comenzó a perder masivamente el pelo después de sufrir un caso de gonorrea. No tardó en lucir una calvicie localizada del tamaño de un dólar de plata. Probó varios

tratamientos durante varios meses sin ningún efecto, pero un vial de *kali sulph.*, con dosis tomadas cada tres días durante tres semanas, la eliminó. El cabello de Larry volvió a crecer gracias a este remedio de Schüssler.

El reumatismo

Si sufres dolores en las articulaciones que se alivian cuando caminas al aire libre, es posible que padezcas un tipo de reumatismo que se puede aliviar por medio del *kali sulph.* Si durante la menstruación padeces dolores en la región lumbar mientras estás sentada o paseando, el *kali sulph.* es el tratamiento con sales de Schüssler indicado. Si necesitas este remedio, tendrás la sensación de que tus dolores están «deambulando», y sentirás las manos y los pies fríos.

El reumatismo es una enfermedad compleja, por supuesto, así que debes consultar atentamente tus síntomas en la guía simplificada de remedios. Si padeces dolor de cabeza en un ambiente cálido y por las tardes en la espalda, en el cuello y en las articulaciones, toma *kali sulph.* Dale tiempo para que funcione. Algunas personas tienen la sensación de que obra milagros en casos de reumatismo.

Otros síntomas de que puedes necesitar *kali sulph.* para tratar el reumatismo es experimentar trastornos de sueño después de las tres de la mañana como consecuencia de sufrir escozor. Levantarse y dar un paseo normalmente hará que las cosas empeoren. Este es el momento de tomar *kali sulph.*, para que así puedas volver a la cama y disfrutar de una noche plácida de sueño.

Carol Z., una joven de veintidós años, padecía indigestión y debilidad general, además de dolores reumáticos. Sufría neuralgia en el rostro, que se aliviaba cuando se ponía en pie junto a una ventana abierta y empeoraba cuando se encontraba en habitaciones calientes y cerradas. El *kali sulph.* alivió su trastorno hasta el punto de que siempre tenía un tarro de este remedio en casa por si volvían a aparecer cualquiera de los viejos síntomas.

Un leñador de veintiséis años, Jerry P., habitualmente gozaba de buena salud pero contrajo un resfriado por haber sudado abundantemente en un día de duro trabajo. Posteriormente, contrajo un terrible reumatismo en las articulaciones que estuvo acompañado de una fiebre elevada. El dolor parecía ir de un lado a otro de su cuerpo, traspasándose del trasero a la rodilla izquierda. Era muy intenso y nada de lo que le prescribió su médico parecía ayudarle. Pero cuando le suministraron *kali sulph.*, la recuperación fue muy rápida. Volvió a tener apetito, ya podía dormir plácidamente y los temores se desvanecieron en el plazo una semana.

Otro joven, Robert F., vivía en la orilla de un lago y muchas veces acababa empapado cuando iba a pescar o a cazar. Durante un par de años sufrió dolores reumáticos después de meterse en el agua, que parecían desplazarse de una zona a otra de su cuerpo. Su médico le suministró *kali sulph.* para que lo tomara cuatro veces al día. En un plazo de tres semanas, el dolor simplemente había desaparecido.

Otros síntomas

Si el periodo menstrual de una mujer es escaso o nulo, siente el abdomen hinchado y la lengua se vuelve amarillenta, está padeciendo una deficiencia de sulfato de potasio. El *kali sulph.* ayudó a Andrea H. a recuperar su regularidad menstrual, que había perdido hacía quince meses después de su primer embarazo.

El *kali sulph.* también es uno de los remedios que normalmente se prescriben para combatir el asma, en especial el asma bronquial, cuando los pulmones se llenan de una sustancia suelta y amarillenta que produce fácilmente tos. Dave M. llevaba diez días padeciendo un ataque de asma. El ataque era tan intenso que apenas podía hablar y tenía dificultades para respirar. Declaró haberse recuperado en tan solo unas horas después de haber tomado su primera dosis de esta importante sal. Se debería utilizar el *kali sulph.*, alternándolo con *ferrum phos.*, en casos de bronquitis con expectoración amarillenta.

También se sabe que el *kali sulph.* ayuda a que las personas recuperen su sentido del gusto y del olfato cuando tienen secreciones amarillentas. Jim W., un molinero de San Francisco, tenía un problema en los orificios nasales desde hacía quince meses. También contraía resfriados con facilidad. Tres dosis de *kali sulph.* una vez al día hicieron que mejorara de sus síntomas en un plazo de un mes, y principalmente le permitió recuperar su sentido del gusto y del olfato.

Si tienes tos y la mucosidad que se encuentra en tu garganta parece descender por ella y tiene un color amarillento, deberías probar el *kali sulph.* Si tu diarrea suele ser amarillenta y tus deposiciones son negras, delgadas y tienen mal olor, necesitas tomar este poderoso transportador de oxígeno. En algunas ocasiones se prescribe para tratar problemas gástricos.

En casos de una secreción vaginal amarillenta, el *kali sulph.* debería ser un tratamiento eficaz. Sin embargo, si la secreción no es amarillenta o tiene una consistencia muy espesa, deberías consultar la guía simplificada de remedios para encontrar el adecuado. El *kali sulph.* también ayuda a combatir las hemorroides. Es un remedio muy potente y útil en muchos tipos de trastornos.

Sílice
(*silica*)

Un importante purificador celular

La sílice es un oligoelemento fascinante. Se trata de uno de los componentes sólidos más abundantes de la Tierra y procede de las rocas que están desmenuzadas en polvo por efecto del clima. Este polvo es absorbido por las plantas, para las cuales se convierte en un elemento de soporte, al igual que es el elemento de soporte de nuestros tejidos conjuntivos.

La sílice es el purificador y eliminador de entre las doce sales del doctor Schüssler. Cuando la piel no transpira lo suficiente para que los materiales tóxicos se puedan eliminar, una dosis puede ser la solución a ese problema. Por otra parte, una persona que sude demasiado y produzca un olor desagradable también debería tomar una tableta de sílice. En unos cuantos días descubrirá que nunca más tendrá que volver a preocuparse por ese problema.

El olor corporal

El efecto que ejerce la sílice en la transpiración es fascinante. Normalmente, si la persona necesita tomar esta sal, la parte inferior de su cuerpo no suda en absoluto. A pesar de ello, el olor es muy desagradable, especialmente en los pies. Al mismo tiempo suda demasiado en la parte superior del cuerpo. La sílice ayudará a resolver este tipo de problema.

Las infecciones

La sílice también se utiliza para tratar problemas más graves, como cuando el cuerpo aún trata de expeler pus blanco de las heridas. También es un remedio importante para muchos tipos de dolores de cabeza, reumatismos, cataratas, ciertos tipos de asma, piel enferma y agrietada y estreñimiento, así como para las fístulas que este último provoca y la diarrea. Resulta especialmente útil para las personas de mayor edad.

Un estudio realizado en Alemania a veintiséis pacientes demostró que, después de pasar tres meses utilizando sílice, la mayoría de ellos se evitaron la molestia de tener que pasar por el quirófano para eliminar sus quistes, ya que estos desaparecieron completamente en dieciocho de los casos. En los otros dos, la sílice no surtió ningún efecto y, por lo tanto, fue necesario realizar una intervención quirúrgica. En seis de los casos, el remedio ayudó a los pacientes, pero no tuvo un éxito completo.

La sílice es el remedio recomendado para tratar forúnculos y abscesos. También está indicado para muchos problemas psicológicos, ya que la falta de este nutriente esencial afecta directamente al cerebro y a los tejidos nerviosos.

El calor normalmente hace que mejoren los trastornos que necesitan un tratamiento con sílice. Por el contrario, el frío hace que empeoren. Si el clima ha sido seco y se vuelve húmedo, debemos esperar lo peor. Los periodos que transcurren antes y durante las tormentas normalmente son los peores para los pacientes cuyos síntomas precisan de sílice. Por regla general, estos pacientes se sentirán mejor cuando se tumben y apliquen calor. La presión hace que el paciente empeore. Curiosamente, la luna llena y la luna nueva parecen manifestar los síntomas que necesitan sílice.

¿Necesitas tomar sílice?

Hay un patrón de síntomas generalizado que se da en el «paciente sílice». Jessica M., una mujer de cincuenta y ocho años de edad, presentaba los típicos problemas de una persona que necesita esta sal. Le explicó a su médico que sufría indigestión dolorosa, acidez, eructos amargos, agotamiento, depresión y ataques de vértigo, trastornos que llevaba sufriendo durante años. Todos ellos eran síntomas de que necesitaba tomar sílice. Jessica declaró a su médico que no podía concentrarse en nada y que se distraía con mucha facilidad.

Su médico no solo se concentró en conocer sus problemas actuales de salud, sino en todos los detalles de su vida. Recordó que el doctor Hahnemann, el fundador de la medicina homeopática, afirmaba que los síntomas psicológicos, como la depresión, son un indicio de que existen problemas de salud ocultos o latentes. Cuando habló con Jessica, su médico descubrió que era la menor de seis hermanas y que siempre había sido una persona alegre, aseada, estudiosa y de confianza. Había tenido un matrimonio infeliz durante un periodo de su vida muy difícil, había llegado a este país con su hijo, del que se había visto obligada a cuidar sola, y había tenido que trabajar muy duro durante muchos años para sacarlo adelante. Sin embargo, ahora Jessica estaba demasiado enferma para seguir trabajando. El médico advirtió que sufría especialmente cuando el clima era frío y muchas veces sentía añoranza de su país natal.

El médico inmediatamente hizo que Jessica tomara una dosis de sílice de alta potencia. Veinte días después, la paciente volvió a visitarlo y le explicó: «Los primeros días después de haber tomado esta medicina todavía me sentía mal, pero luego algo extraño comenzó a suceder. Aunque no sabía muy bien por qué, poco a poco empecé a sentirme más alegre y animada, a recuperar las fuerzas, y ahora, por primera vez, me siento más segura de mí misma». Siguió tomando sílice hasta que los síntomas desaparecieron.

Si descubres que posees varios síntomas que indican la necesidad de tomar esta sal, la curación de esos síntomas puede tardar cierto tiempo. La sílice es un remedio eficaz. Su efecto es lento pero notable. Los trastornos que cura en muchas ocasiones son problemas que han estado molestando al paciente durante mucho tiempo, como picor en la piel, acné, caspa o uñas quebradizas.

Unos resultados sorprendentes gracias al tratamiento con sílice tuvieron lugar en el caso de Jeremy M., un bebé a quien la leche materna parecía causarle vómitos y diarreas muy desagradables. Tanto Jeremy como su madre tomaron sílice, y el bebé se recuperó en cuestión de días.

A la sílice se la denomina el «cirujano homeopático». Antes del desarrollo de los potentes medicamentos antibióticos, los médicos del siglo pasado en muchas ocasiones recurrían únicamente a ella en casos peligrosos. Con esto no quiero decir que tu médico deba abandonar los tratamientos antibióticos, sino que demuestra que la sílice no es un remedio que se deba tomar a la ligera.

Los médicos homeopáticos modernos han logrado los mismos sorprendentes resultados con la sílice que el doctor Schüssler en el siglo XIX. Poco después de que él informara sobre su primer caso, otros facultativos de toda Europa tuvieron resultados similares con esta sal.

Marie R., una joven de dieciséis años, fue una de las pacientes del doctor Schüssler. La joven acudió a él después de ver que otros médicos no podían hacer nada para curarle la inflamación del pie y no encontraban otra solución que amputarlo. El doctor Schüssler inmediatamente se dio cuenta de la necesidad que tenía de sílice y le pidió a Marie que tomara una dosis al día. Tres meses después, la joven regresó completamente curada.

Peggy H., una mujer menuda, pálida y nerviosa, sufría unos dolores en las muelas tan fuertes que irradiaban desde la mandíbula hasta los demás huesos del rostro. Sus dolores eran más intensos por la noche que en cualquier otro momento del día y, como consecuencia de ello, no podía dormir. La pobre Peggy no soportaba someterse a los cuidados de un dentista debido al terrible dolor que sentía en las mandíbulas. Cuando finalmente su médico, después haber tratado todo lo demás, le suministró sílice, el dolor comenzó a remitir de inmediato. Unas horas después, ya pudo visitar a su dentista y arreglarse los dientes.

Otra joven fue a ver al doctor Schüssler porque se fatigaba con frecuencia y no podía pensar con claridad. Durante una semana, tomó sílice cada cuatro horas en las dosis prescritas. Una semana después, se encontraba notablemente mejor y estaba recuperada por completo a la semana siguiente.

Problemas en la piel, en el cabello y en las uñas

Jack D., un hombre que pasó muchos años trabajando en un periódico, tenía problemas en las manos. Le habían salido una serie de grietas en las articulaciones, así como en aquellas zonas de las palmas de las manos donde hubiera un pliegue. Jack había trabajado en un periódico antes de alistarse en el ejército y regresó a él después de haberse licenciado. El problema que tenía en las manos era desconcertante y se sometió a una serie de pruebas para averiguar si era alérgico. Las pruebas duraron seis meses y tenía que regresar a la consulta del médico todas las semanas, pero nunca descubrió el agente irritante. Durante los años que pasó en el ejército, el problema había desaparecido. Pero en cuanto volvió a trabajar en el periódico, se manifestó de nuevo en toda su intensidad.

Ningún médico podía ayudarle. Un día, una amiga le habló de las sales de Schüssler. Le dijo que estaba convencida de que la cura para su alergia era la sílice. Jack tomó este remedio, y en el plazo de unos días advirtió cierta mejoría. Después de superar su trastorno, encontró un nuevo empleo en el que no necesitaba estar cerca de la sala de composición y cada vez que el problema amenazaba con volver a aparecer tomaba sílice. Declaró que, en el plazo de tres días, las grietas que tenía en las manos comenzaron a curarse y en una semana habían desaparecido completamente.

Pat H. era una mujer que nunca descuidaba su salud. Pero comenzó a sufrir problemas de pérdida de cabello y, además, se le quebraban las uñas. Probó varios medicamentos sin éxito, hasta que le aconsejaron que tomase sílice. En un plazo de tres meses, su cabello y sus uñas se habían recuperado completamente y lucían un aspecto mejor que nunca.

Los resultados fueron tan impresionantes que su peluquero le preguntó qué era lo que había hecho.

¿Por qué la sílice es un remedio tan bueno para la piel? Porque ayuda a la epidermis a eliminar los residuos. Como la sílice acelera la supuración de las heridas y los abscesos (los granos y las ampollas son ejemplos de supuración), se ha llegado a llamar el «cirujano bioquímico». Desde hace tiempo, se ha reconocido que este remedio en ocasiones elimina la necesidad de realizar una intervención quirúrgica.

Por tanto, no resulta sorprendente que la sílice sea tan útil en muchos problemas cutáneos, desde el acné y la irritación de la piel hasta la caspa y la rotura de uñas. Si tu piel está seca y quebradiza y tienes las manos siempre agrietadas, la sílice es el remedio indicado. Asegúrate de que le concedes una cantidad de tiempo razonable para que pueda tener efecto. Toma una dosis dos o tres veces a la semana durante varias semanas y deja de utilizarlo cuando compruebes los resultados. Toma sílice cada vez que tengas problemas en la piel acompañados de inflamaciones que tiendan a generar pus.

La artritis

La sílice puede eliminar el urato de sodio que se deposita en las articulaciones aquejadas de artritis y también en casos de gota. El urato de sodio se elimina a través del sistema linfático. Cuando la sílice homeopática se extrae de los lechos marinos, resulta especialmente eficaz para curar la artritis, ya que en los siglos que ha pasado en el fondo del mar, se impregna de una serie de valiosos oligoelementos. En algunos casos, pacientes de artritis que han sufrido mucho dolor y que se han visto obligados a estar postrados en cama de repente se sienten mejor después de haber tomado sílice.

El asma

La eminente doctora homeopática Dorothy Shephard afirma que la sílice es uno de los mejores tratamientos contra el asma. Cuando el paciente sufre un asma húmedo, caracterizado por una respiración silbante, el pecho lleno de mucosidad y los pies sudorosos, esta sal puede servir de ayuda.

Desde hace tiempo se sabe que las personas que necesitan sílice son propensas a contraer resfriados relacionados con las corrientes de aire. En casos crónicos, la tos puede ser tan persistente que llega a agotar a la persona enferma. Una bebida caliente y un poco de sílice proporcionarán cierto alivio. Deja que una tableta de sílice se derrita bajo la lengua y luego toma la bebida.

Síntomas psicológicos

Uno de los síntomas psicológicos reconocidos desde hace tiempo que indican sin lugar a dudas la necesidad de tomar sílice es una sensación de hundimiento interno. Si sientes un fuerte deseo de recuperar las fuerzas comiendo o si te invade una extraña sensación de agotamiento y de problemas nerviosos, debes tomarla.

El doctor Hahnemann fue el primero en reconocer la importancia que tenía la sílice cuando se dio cuenta de que todas las personas que solían sentirse de mal humor, que le tenían aversión al trabajo y una tendencia a enfadarse con facilidad, que eran excesivamente excitables, o estaban agitadas, irritadas o desalentadas necesitaban tomar esta sal. Tener mala memoria, o una incapacidad general para pensar como consecuencia de los mareos, del vértigo y de los dolores de cabeza en la frente desde el mediodía hasta la noche, también eran alteraciones que inmediatamente indicaban la necesidad de tomar sílice.

Los dolores de cabeza y las cataratas

La sílice es excelente para curar ciertos tipos de dolores de cabeza crónicos, complicados con náuseas y vómitos, que normalmente comienzan por la mañana y se asientan en la frente al mediodía. En muchas ocasiones el paciente siente como si le fuera a explotar la cabeza. El ejercicio mental, la luz, el ruido y el aire frío harán en que esos dolores empeoren. Y mover la cabeza también los complicarán.

Esta sal también se prescribe habitualmente para tratar las cataratas, porque el iris contiene una concentración de sílice relativamente elevada. Naturalmente, tanto si padeces dolores de cabeza como cataratas, necesitarás revisar todo lo que los demás remedios pueden hacer para curarlos en los correspondientes capítulos, así como repasar la guía simplificada de remedios que comienza en la página 43.

La indigestión y el alcohol

Si sufres muchos problemas de indigestión, la sílice probablemente será un remedio muy útil. Aunque la indigestión responde muy bien a una dosis homeopática de sílice, muchas de las otras sales también son útiles para aliviar los problemas de indigestión. Por ejemplo, deberías consultar la sección dedicada al fosfato de sodio (*natrum phos.*) de la página 167. Al igual que sucede con cualquier trastorno que puedan aliviar las sales de Schüssler, has de estudiar bien los síntomas para saber qué combinación de remedios o qué único remedio es lo más adecuado.

La función esencial de la sílice en la indigestión es prevenir la deficiente absorción de los elementos nutritivos y la malnutrición y la debilidad que sobrevienen como consecuencia de ello. Cuando, por cualquier razón, el tejido conjuntivo está afectado, es posible que se inflame y que dañe los nervios tróficos, es decir, los nervios que influyen en la nutrición. La falta de sílice en ellos, que sobreviene debido a que las células están dañadas (esto puede ser consecuencia del efecto del alcohol o de una enfermedad), puede producir fácilmente un trastorno llamado *sepsis crónica*, en el cual los venenos penetran en el riego sanguíneo por la absorción de bacterias patógenas procedentes del área infectada.

Si consumes alcohol con asiduidad, lo más probable es que tengas que aprender a tomar sílice a todas horas. No esperes encontrar demasiada ayuda en una aspirina. Esta te proporcionará cierto alivio, pero es perjudicial para las paredes del estómago, donde se pueden producir daños en el proceso de digestión. Las sales de Schüssler deberían ser capaces de ayudar a superar los desequilibrios químicos básicos que son consecuencia del daño físico que produce el alcohol.

Por supuesto, debemos afrontar el hecho de que los efectos perjudiciales del alcohol darán lugar a una indigestión crónica aunque tomes sílice y otras sales de Schüssler. La teoría esencial sobre la que se asienta la bioquímica es que las partes orgánicas de la célula se basan en las sales inorgánicas. Cuando el cuerpo está reparando las células viejas o creando otras nuevas, la presencia de las sales de Schüssler es absolutamente necesaria. Pero el alcohol destruye las células con tanta rapidez que, aunque tomemos las sales adecuadas, no podemos albergar la esperanza de superar el daño que produce. Pueden aparecer llagas en las comisuras de la boca, algunas veces te sientes como si tuvieras un pelo en la lengua, los dientes y las encías se pueden irritar y llenar de abscesos, y el agua tiene muy mal sabor y cuando la bebes comienzas a vomitar y a sentir náuseas.

Para comprender por qué el alcohol es tan dañino, prueba a realizar este experimento. Si te haces un corte en el dedo, aplícate un poco en la herida. Sentirás un fuerte escozor. El alcohol afectará todavía más a la pared del estómago y podrá destruir zonas enteras de ella. La sangre comienza a fluir hacia la zona para curarla y las células de la pared del estómago circundante comienzan a producir más mucosidad para protegerse. Como consecuencia de ello, el paciente tendrá una pared del estómago abierta y sangrante, y cuando tome una aspirina para aliviar el dolor estará añadiendo más leña al fuego.

La indigestión puede enmascarar problemas más graves, como trastornos del corazón, de la vesícula biliar o, incluso, una úlcera péptica. Enfadarse con facilidad o sentirse molesto puede producir indigestión. Sin embargo, por lo general, además de tomar sílice, *natrum phos.* y las demás sales de Schüssler recomendadas, así como no beber en exceso, la dieta es el principal remedio tanto para el estreñimiento como para la indigestión, además de evitar el uso de laxantes. Como veremos más adelante, los problemas que sienten muchas personas con el estreñimiento a menudo se ven agravados por el uso de laxantes.

El estreñimiento

La sílice es una gran ayuda para los problemas de estreñimiento crónico, como los que padecía Annabelle H. Sus deposiciones a menudo eran duras y secas y solo se expelían en parte –se expulsaban parcialmente y a continuación volvían a penetrar en el recto–: una serie de acontecimientos verdaderamente desagradables. Annabelle comenzó a tomar sílice dos veces al día y su estreñimiento desapareció. Si has padecido este tipo de estreñimiento, deberías probar esta sal en una dosis homeopática.

Los síntomas del estreñimiento pueden variar desde la debilidad y el agotamiento hasta la irritabilidad, la distensión abdominal, los eructos y los dolores de cabeza. Los médicos siguen sin explicarse por qué estos síntomas están conectados con el estreñimiento; solamente saben que es así. Sin embargo, las personas que conocen algo acerca de los remedios bioquímicos tienen menos razones para asombrarse de sus efectos.

Otra de las causas del estreñimiento es que, por motivos culturales, consideramos que todo el proceso de eliminación de excrementos es algo desagradable. Las personas tienden a rechazar la «llamada de la naturaleza». Si haces esto unas cuantas veces, acabarás por sufrir estreñimiento. De igual modo, cuando no hay suficientes cuartos de baño para toda la familia, solemos aprender a «contenernos» y ese hábito puede crear un cuadro habitual de estreñimiento.

La terapia con sales de Schüssler, por su propia naturaleza, recurre a los métodos más naturales para lograr la salud. Toma sílice y las demás sales que necesites para disfrutar de una eliminación fecal adecuada, pero recuerda que también es necesario consumir alimentos ricos en fibra y tener unos buenos hábitos en el cuarto de baño.

Las primeras civilizaciones también padecían problemas de estreñimiento. Los antiguos egipcios elaboraban brebajes para curarlo e Hipócrates, en la antigua Grecia, advertía contra el uso de cualquier producto que fuera demasiado fuerte para vaciar los intestinos –los laxantes agresivos se consideraban por entonces una cura universal, al igual que las sangrías durante la Edad Media–. Pero, en la actualidad, el problema ha alcanzado proporciones realmente epidémicas como consecuencia del tipo de alimentos que consumimos y de la tensión que nos produce la vida moderna.

Los alimentos procesados guardan poca relación con los productos vegetales de los que proceden. Si incrementáramos nuestra ingesta de alimentos que realmente contienen fibra, el estreñimiento dejaría de ser un problema. Simplemente, deberíamos comer más fruta y verdura. Las verduras crudas, las ensaladas y los cereales de grano y avena integral pueden ayudarnos. La miel, las melazas y el aceite de oliva –o el aceite de linaza– también son buenos. En la dieta normal, la sílice se puede encontrar en la parte externa de los cereales integrales.

La mayoría de los problemas de estreñimiento se deben a la dieta moderna y refinada, así como a la falta de ejercicio. Si lo padeces, harías bien en doblar tu ingesta diaria de líquidos. Los laxantes provocarán una evacuación, pero no harán más que posponer la siguiente. La idea es conseguir una eliminación ordenada y fluida de residuos a la velocidad natural de tu cuerpo.

Los laxantes y el estreñimiento

Los laxantes producen más estreñimiento del que son capaces de curar. Los peores laxantes son aquellos que estimulan el peristaltismo, las contracciones musculares en forma de ola que eliminan los residuos. El problema que presenta la estimulación de tu acción natural es que los músculos del intestino comienzan a necesitar cada vez más laxantes para conseguir el mismo efecto. Pasado un tiempo, los músculos ni siquiera serán capaces de responder de manera natural sin el efecto de los laxantes. Si esto sucede, te convertirás en un adicto a ellos y cada vez sufrirás un cuadro más grave de estreñimiento.

El primer paso que debes dar es acabar con el hábito de tomar laxantes. A continuación, empieza a tomar sílice. Si te sigues purgando con laxantes, el revestimiento del intestino se volverá irritado e inflamado, y si eso ocurre visitar el cuarto de baño se convertirá en un proceso verdaderamente doloroso. Como consecuencia de ello, acabarás por rechazarlo. Y, una vez más, tu problema de estreñimiento empeorará.

La diarrea

La sílice también es un buen remedio para la diarrea. Se sabe que fue uno de los principales remedios para curar la diarrea crónica durante la guerra civil americana. Cuando los soldados enfermaban como consecuencia de haber estado durmiendo sobre un suelo húmedo y de haber comido todo tipo de alimentos desagradables que afectaban al estómago y a los intestinos, y tenían que realizar largas marchas desde el frío norte hasta el cálido sur, se utilizaba la sílice para curar diversos problemas relacionados con la diarrea.

Problemas con la secreción menstrual

Muchos problemas de menstruación se pueden curar con la sílice. Uno de los síntomas que indican una carencia de esta sal es la tendencia a abortar o incluso a quedarse estéril. Si las mujeres tienen secreciones vaginales que presentan un color cremoso, la sílice ayudará a aclararlo, especialmente cuando el flujo sea espeso o salga a borbotones.

Es probable que hayas escuchado historias de mujeres que ingerían arena durante el embarazo. Su cuerpo trataba de decirles algo. Tal vez, cuando eras niño comías arena en la playa o incluso en el patio de tu casa. Eso podría haberse debido a una deficiencia de sílice. Según el doctor Schüssler, la falta de «arena» se podía sentir tanto física como psicológicamente. La sílice es un componente principal de la Tierra y, en bioquímica, se considera un elemento muy importante para la salud.

Cloruro sódico
(*natrum mur.*)

Una cura natural para los dolores de cabeza

Uno de los remedios básicos para curar los dolores de cabeza probablemente se encuentre sobre la mesa del comedor: el cloruro sódico o la sal común. Por supuesto, esto no quiere decir que si tomas un poco de sal común, dejarás de tener dolores de cabeza. Para que resulte eficaz, el cloruro sódico se debe ingerir en dosis trituradas, es decir, en las dosis diminutas y altamente potentes que ya he descrito. Incluso entonces, el cloruro sódico, o *natrum mur.*, no eliminará todos los dolores de cabeza. Pero en ciertos tipos de dolores, y especialmente en ciertos tipos de persona, puede obrar maravillas. Está indicado para todos los dolores de cabeza como al menos uno de los constituyentes de la cura homeopática.

Los trastornos que parecen necesitar *natrum mur.* pueden requerir, además, *natrum sulph.* Estas dos sales de Schüssler actúan estrechamente unidas en el cuerpo. El *natrum mur.* atrae la humedad necesaria para las células y regula la cantidad de humedad que contienen, mientras que el *natrum sulph.* elimina el exceso de humedad. Cuando el cuerpo necesita *natrum sulph.* en lugar de *natrum mur.*, los síntomas de acuosidad son pronunciados.

Los dolores de cabeza

En 1955, en un discurso pronunciado en el Instituto Americano de Homeopatía con motivo de su 111º aniversario, sir John Weir, médico de la reina Isabel II y uno de los facultativos homeopáticos más importantes de Inglaterra de todos los tiempos, se describió a sí mismo como un clásico caso de *natrum mur.* Durante su época de estudiante, sir John sufría graves dolores de cabeza, «hasta el punto de padecer ceguera en un ojo, y solo me aliviaban la fenacetina y la cafeína de aquella época, pero eso no suponía una cura». Los dolores de cabeza le invadían durante meses y siguieron haciéndolo a lo largo de varios años. Más tarde comenzó a interesarse por la homeopatía y probó el *natrum mur.* en una dosis 200x, una potencia superior a la recomendada por el doctor Schüssler. «Gracias a ello —declaró Sir John—, no he padecido dolores de cabeza en cuarenta años».

Sir John creía que los síntomas más importantes sobre los que se basan las prescripciones homeopáticas son mentales, que se experimentan de manera subjetiva, y empezó a describir el tipo de persona para la cual el *natrum mur.* es un buen tónico constitucional. Esta persona se siente irritada fácilmente, en especial con los ruidos suaves como el sonido de un silbido o el tic tac de un reloj. Se trata de alguien intenso por naturaleza, sensible y que prefiere estar solo. La música le despierta sensaciones de gran emoción. El individuo *natrum mur.* prefiere lamentarse a solas, y si cualquier persona bien intencionada trata de ofrecerle consuelo, será rechazada agriamente. Uno de los síntomas notables que presenta es un dolor de cabeza que se percibe como si mil martillos pequeños estuvieran golpeándole la cabeza. La descripción de la persona *natrum mur.* no la inventó sir John Weir. Hahnemann ya describió estos síntomas y muchos otros, como el abatimiento, la depresión, la hipocondría y el agotamiento del cerebro. «Un dolor de cabeza pesado y persistente, especialmente si se encuentra situado en la frente y las sienes, muchas veces desaparece cuando se trata con cloruro sódico».

Sir John describió el caso de un hombre de treinta y seis años que acudió a su consulta por un dolor de cabeza intenso que le llevaba molestando varios años. Después de tomar *natrum mur.* durante tres meses, comenzó a sentirse bien. Entonces le preguntó a Weir si «había intentado curarle la calvicie que llevaba padeciendo varios años». Sir John Weir llegó a la conclusión de que el tratamiento constitucional contra los dolores de cabeza también había conseguido recuperar el cabello de manera natural.

Debemos comprender que los dolores de cabeza son solo síntomas. La aspirina alivia el síntoma, pero no ofrece una solución al problema que lo está produciendo. La causa del dolor es una serie de cambios que tienen lugar en el flujo sanguíneo. Los dolores de cabeza son un trastorno que todavía no se conoce muy bien, como muchas otras enfermedades propias de la vida moderna, pero el *natrum mur.* parece ser un buen remedio para curar estas dolencias. Estas enfermedades a menudo se experimentan en forma de dolor de cabeza. Incluso los antibióticos pueden producirlos.

El estrés, la fatiga, el ruido, la depresión y los alimentos que no son beneficiosos, como el alcohol, el chocolate y el queso, o incluso una discusión con nuestra pareja pueden causar dolores de cabeza.

A veces, la mejor manera de tratar un dolor de cabeza es tumbarse en la cama o comer algo (en ocasiones, la cefalea es la manera que tiene el cuerpo de expresar hambre). Por supuesto, la hipertensión y los tumores cerebrales también pueden producirla. Algunas personas creen que los virus son la causa de las jaquecas. El resfriado también puede provocar dolores de cabeza (aunque generalmente no lo hace).

L. R. Twentymen, que por entonces era el editor del prestigioso *British Homeopathic Journal*, sugirió en una conferencia homeopática celebrada en 1973 en Viena que los síntomas de que debemos tomar *natrum mur.* son «el espejo de nuestro tiempo». Declaró que «el veinte por ciento de la población padece migrañas y este tipo de dolor de cabeza es muy frecuente en la personalidad *natrum mur.*».

El *natrum mur.* se prescribe con regularidad como el remedio más adecuado para tratar dolores de cabeza. Una viuda de cincuenta años, Madeline A., le explicó a su médico que llevaba veintidós años padeciéndolos. Después de haber sufrido un revés amoroso, le gustaba vivir en soledad. Sus continuos dolores de cabeza incluían también un dolor agudo en la frente. Su médico, convencido por estos y otros síntomas de que su paciente necesitaba *natrum mur.*, le prescribió dos dosis constitucionales potentes: la primera era 1x y la segunda, tomada tres meses después, 10x. Este tratamiento hizo que sus dolores de cabeza desaparecieran.

La doble visión

Marianne C. era una profesora que se quejaba de sufrir doble visión. Algunas veces solo podía ver la mitad de un objeto que se encontraba delante de ella. El examen médico descubrió que además padecía dolores de cabeza que eran más fuertes por la mañana que en otros momentos del día, empeoraban cada vez que realizaba cualquier ejercicio mental y se aliviaban un poco cuando se sentaba o se tumbaba. Su médico le prescribió cinco tabletas de *natrum mur.* cada hora en la dosis de Schüssler. En poco tiempo, Marianne volvió a impartir clase y estuvo completamente curada de sus dolores de cabeza y de su problema de doble visión.

Los eccemas

Un médico de Nueva York relata un caso en el que trató un cuadro grave de eccema con *natrum mur.* Aunque el paciente, Israel B., parecía necesitar un remedio homeopático particular constitucional, este no le pudo ayudar. Así que el médico comenzó a analizar la historia personal de su paciente y descubrió que, antes de que sufriera el trastorno cutáneo, la hermana de Israel había estado ingresada en un hospital psiquiátrico. Israel comenzó a llorar amargamente en cuanto el médico le mencionó este hecho. Uno de los síntomas de que existe la necesidad de tomar *natrum mur.* es el hecho de llorar profusamente. Esto llevó al médico a aprobar el *natrum mur.* El trastorno de Israel se eliminó en muy poco tiempo.

El poder del *natrum mur.*

El *natrum mur.* a menudo se recomienda como tratamiento para curar enfermedades más graves. Un famoso médico inglés relató cómo su hermano, que también era médico, «había conseguido éxitos importantes en el tratamiento de la esclerosis múltiple» utilizando *natrum mur.*

Charles E. Wheeler, antiguo presidente de la Sociedad Británica de Homeopatía, califica al *natrum mur.* como «uno de los remedios más eficaces contra las enfermedades crónicas». Tradicionalmente, este remedio se ha utilizado para tratar ciertas dolencias de los bebés y también en casos de malaria. Puede curar determinados tipos de anemia, «donde los corpúsculos rojos y la hemoglobina son deficientes sin un profundo cambio en la sangre».

Aunque el cloruro sódico es muy común en nuestra vida cotidiana, se presenta en una concentración mucho más elevada en los líquidos corporales que en algunos elementos como los huesos y los músculos. La principal cualidad del cloruro de sodio es la creación de la presión osmótica. La ósmosis es importante, ya que sin ella el agua perdería su cualidad para proporcionar vida al cuerpo. Es la clave para realizar muchos procesos químicos importantes en el organismo. Sin la ósmosis, las células no podrían recibir los nutrientes y los elementos químicos que necesitan, porque siempre permanecen en un lugar concreto del cuerpo. Saben exactamente el tipo de nutrición que necesitan y rechazan cualquier imitación, pero no pueden ir a buscarla. La sangre debe proporcionarles los nutrientes necesarios que son transmitidos a las células por medio de la ósmosis, proceso que es controlado mediante el cloruro sódico.

Los paradójicos poderes del cloruro sódico están demostrados por el hecho de que, en dosis homeopáticas, se considera un buen antídoto para la fiebre del heno, aunque este mismo método que sirve para tratar la fiebre del heno también requiere, aunque sea algo contradictorio, la eliminación del cloruro sódico (sal común) de la dieta.

El sodio tiene una importante relación sinergética con el potasio. Algunas autoridades creen que una sobreabundancia de sodio en forma de sal común puede invertir su asociación con el potasio, alterando el equilibrio del cuerpo e incluso causando problemas, como un cuadro de cáncer o de tensión sanguínea elevada. Por tanto, lo más recomendable es limitar la ingesta de sal común a una cantidad razonable, ya que se puede acumular en el cuerpo durante un largo periodo de tiempo y producir varios problemas de salud.

El principal síntoma de que existe una deficiencia de cloruro sódico es una sequedad excepcional en cualquier parte del cuerpo o, al contrario, una sobreabundancia de agua. Si necesitas *natrum mur.*, probablemente estarás hinchado, te sentirás abatido y decaído y padecerás escalofríos en las extremidades. Posiblemente tendrás un intenso deseo de tomar sal porque, aunque puedas ingerir mucho más de la cantidad necesaria en tus alimentos, el cuerpo no la puede absorber a menos que se tome en dosis diminutas.

Los problemas cardiacos

Un famoso homeópata británico menciona un caso que confirma el hecho de que el *natrum mur.* en muchas ocasiones está recomendado como remedio constitucional en los casos de enfermedades cardiacas. Este homeópata tenía una paciente de setenta y cinco años, llamada Beatrice R., que se estaba recuperando de un ataque al corazón y a quien los médicos no le daban mucho tiempo de vida. Beatrice no se sentía demasiado satisfecha con los remedios homeopáticos con los que estaba siendo tratada. Después de examinar a su paciente durante un tiempo, el médico comenzó a formarse una imagen en su cabeza y se dio cuenta de que su paciente tenía prácticamente todos los síntomas clásicos del *natrum mur.* Se había enemistado con su familia, pero casi nunca hablaba de ello, odiaba la compasión, le molestaba mucho el calor, se sentía agotada y exhausta por las mañanas y la invadía un fuerte deseo de consumir alimentos salados y dulces. Tenía la piel ajada y amarillenta. Su médico le suministró *natrum mur.* en una dosis de Schüssler 6x, la cual debía tomar por las mañanas y por las noches.

«El progreso que experimentó después de someterse a ese tratamiento fue sorprendente», decía su médico. Beatrice se volvió una persona enérgica, comenzó a adquirir una serie de compromisos sociales y finalmente acabó por mostrar más ganas de vivir. Su corazón se volvió más fuerte y, tres años después, no había vuelto a sufrir ningún problema más en ese órgano vital. La mujer se sentía mejor que nunca; el *natrum mur.* era, obviamente, su remedio constitucional.

La personalidad *natrum mur.*

Las personas que responden muy bien a la sal *natrum mur.* a menudo se pueden reconocer por sus secreciones libres y acuosas, que les fluyen con mucha facilidad de las membranas mucosas. Sin embargo, el *natrum mur.* también está indicado en casos en que la vagina está excesivamente seca. Los sujetos *natrum mur.* también suelen ser sensibles a la luz y al calor y padecen una mala circulación sanguínea. Normalmente sufren escalofríos y sus trastornos parecen agravarse cuando se encuentran cerca del mar. A menudo se sienten melancólicos. El miedo a los truenos es un buen síntoma. Sir John Weir afirmaba que durante los ataques aéreos sobre

Londres durante la Segunda Guerra Mundial, se prescribía *natrum mur.* en los casos de conmoción.

Las personas *natrum mur.* normalmente padecen estreñimiento, deposiciones secas y duras que suelen producir fisuras anales, alternados con episodios diarréicos. Resulta interesante advertir que los dolores de cabeza y la fatiga anormal son síntomas causados por un exceso de cloruro sódico en la dieta, en forma de sal común, mientras que estos mismos problemas a menudo reaccionan de manera favorable al cloruro sódico en dosis trituradas. Esta aparente paradoja no es algo nuevo en la homeopatía. Un remedio homeopático se comprueba observando los síntomas que esa sustancia genera en una persona sana. Partiendo de estas observaciones, los homeópatas albergan la esperanza de que el mismo mineral aplicado en dosis homeopáticas pueda curar esos mismos trastornos.

El doctor Schüssler creía que una cantidad considerable de cloruro sódico en polvo, disuelto en agua y aplicado externamente con un algodón, era un tratamiento eficaz para las picaduras de insectos. Empapa la picadura con agua y frota un poco de cloruro sódico sobre la zona. El doctor Schüssler aseguraba que el dolor se detendría de forma casi instantánea.

La psoriasis seca normalmente se elimina en dos o tres días con *natrum mur.* cuando se aplica en la dosis 6x recomendada por Schüssler. El estreñimiento algunas veces está relacionado con esta alteración y precisa una dosis de 3x. También se aconseja en una dosis 6x para el tratamiento del reumatismo (tres tabletas, tres veces al día), así como para las venas varicosas.

Fosfato de sodio
(*natrum phos.*)
El antiácido bioquímico

El fosfato de sodio (*natrum phos.*) ha sido calificado como «antiácido bioquímico». Este papel no solo lo desempeña en la digestión, sino también en los líquidos del cuerpo, entre ellos la sangre. Además, es un remedio importante contra la indigestión. Si este es tu problema, también deberías consultar la sección dedicada a la sílice que aparece en la página 141. Revisa además la guía simplificada de remedios.

Los estadounidenses gastan más de doscientos cincuenta mil millones de dólares al año en medicamentos que prometen proporcionar alivio contra la indigestión. Sin embargo, el mejor consejo que puedo darles a aquellas personas que padecen indigestión es que modifiquen su dieta y prueben los diversos remedios bioquímicos, ya que no pueden hacerles daño y casi siempre les proporcionarán ayuda. Muchos de los antiácidos que toman algunas personas para combatir las molestias de estómago contienen bicarbonato sódico, lo que puede dar lugar a la formación de cálculos en el riñón y a continuas infecciones en el tracto urinario. El elevado contenido de sodio que tiene el «bicarbonato» también es perjudicial para los que padecen afecciones cardiacas incipientes o problemas en el riñón.

La próxima vez que sufras un ataque de indigestión, en lugar de utilizar uno de los preparados comerciales, no comas ni bebas nada hasta que el dolor haya remitido. A continuación, añádele a tu dieta líquidos claros: agua, té de hierbas o ambas cosas. A continuación, consume alimentos blandos, como tostadas, arroz, puré de patatas y similares. La música y la meditación también pueden ayudarte, porque la ansiedad produce un exceso de ácido en el estómago que da lugar a la indigestión.

La indigestión crónica puede enmascarar algunos trastornos más graves. Si después de tratarla con preparados bioquímicos y de cambiar tu dieta no experimentas una mejoría, tu «indigestión» en realidad puede ser un reflejo de problemas en el corazón o en la vesícula biliar, o incluso puede tratarse de una úlcera péptica, enmascarada en forma de indigestión común. Por tanto, es importante que seas metódico. Realiza un registro de tu dieta, anotando el efecto que los distintos alimentos te producen en la digestión. De igual modo, asegúrate de que no comes demasiada cantidad hasta el punto de sentirte lleno. En la actualidad, se sabe que el estado nervioso de una persona puede tener un efecto importante en la indigestión. La función digestiva es prácticamente la primera que se ve afectada por un estado mental agitado. El pionero homeópata James Tyler Kent siempre prescribía *natrum phos.* a los pacientes que se sentían «agotados por haber realizado un ejercicio mental», así como a aquellos que padecían «vicios y excesos sexuales». Kent descubrió que el *natrum phos.* resultaba muy útil en casos en que los síntomas eran consecuencia del ayuno, así como en aquellos en que los síntomas se aliviaban comiendo, como el dolor de cabeza. Otros síntomas que trató empleando este remedio fueron los que empeoraban con el frío y el aire fresco, así como con el ejercicio físico. Si la mantequilla, las bebidas frías, las grasas, la fruta, la leche, los alimentos agrios o el vinagre te producen problemas de indigestión, sigue el consejo del doctor Kent y toma *natrum phos.*

La indigestión es un problema muy complejo y está íntimamente relacionada con todo nuestro sistema nervioso. Si te enfadas por tonterías, si te irritas con facilidad, si estás ansioso por la noche y no tienes ganas de relacionarte con los demás o sufres una especie de bruma mental, todos estos problemas pueden ser un indicio de que necesitas tomar *natrum phos.* Los síntomas de indigestión que se alivian por medio de esta sal por regla general son un indicio de que existen otros problemas de salud.

Por qué es necesario disfrutar de una buena digestión

Desde el punto de vista físico, la digestión es una función vital para nuestra salud. Si no digieres los alimentos de manera adecuada, no los puedes eliminar debidamente. Algunos problemas, como el estreñimiento y la diarrea, tienen un efecto inmediato en nuestro estado de ánimo. El *natrum phos.* te puede ayudar si has desarrollado aversión a los alimentos que antes te gustaban. Si sientes «calor» en el estómago, náuseas por las mañanas y dolor de estómago después

169

de comer, el *natrum phos.* es tu remedio. También está indicado si padeces ataques alternos de estreñimiento y diarrea.

Tus sueños también pueden estar asociados a la indigestión. Si, después de haber asaltado el frigorífico para tomar un aperitivo a medianoche, sueñas mucho y los sueños son muy intensos y te hacen sentir ansiedad, el *natrum phos.* te ayudará a dormir más plácidamente.

Una mujer de cincuenta años, llamada Beulah P., llevaba dos años sufriendo ataques intensos de dolor gástrico y además vomitaba con frecuencia. Beulah tomó unas dosis de *natrum phos.* y en dos días pudo notar la diferencia. En el plazo de unas cuantas semanas estaba curada.

Milano K., un muchacho febril, padecía acidez de estómago. Su aliento era amargo y sus vómitos se asemejaban a la leche cortada. Además, el joven Milano se sentía malhumorado, temeroso e inquieto, como consecuencia de una infección de la que no se había recuperado. Una dosis de *natrum phos.* lo curó casi de inmediato.

Un médico relataba un éxito sorprendente que tuvo con un paciente, llamado Sidney G., que llevaba varios días padeciendo una preocupante sensación de ardor que comenzaba una hora o dos después de cada comida y proseguía durante un largo periodo de tiempo. No sentía sed extrema e iba al baño con normalidad, pero el dolor ardiente era tan terrible que Sidney no podía conciliar el sueño. El *natrum phos.* lo curó casi inmediatamente.

Bill C. también se curó rápidamente de una dispepsia crónica. Su médico le prescribió *natrum phos.* después de observar que el paladar blando estaba cubierto de un revestimiento espeso, amarillo y cremoso. En muy poco tiempo, una dosis de *natrum phos.* eliminó tanto el revestimiento amarillo como la dispepsia.

Un día, el pequeño Jon N. comió demasiados caramelos y posteriormente consumió varios plátanos. En seguida sufrió un ataque de vómitos amargos tan grave que comenzó a sentir convulsiones. El *natrum phos.* proporcionó una cura rápida a ese problema.

Por supuesto, tomar *natrum phos.* o cualquier otra sal debe formar parte de un intento por llevar un modo de vida más sano. Si las células de tu cuerpo están desprovistas de sales vitales, podrías necesitar para curarte algo más que la ingestión del remedio indicado. Toda la teoría sobre la que se basa el uso de las sales de Schüssler es que tu organismo puede curarse por sí mismo. Estos remedios son simplemente catalizadores.

Algunas veces, sin embargo, para conseguir curarse puede que sea necesario cambiar de entorno, tener un trabajo en el que te sientas feliz, llevar una buena alimentación, tomar vitaminas y hacer ejercicio, disfrutar de un sueño tranquilo, así como realizar una evacuación mejor y con menos esfuerzo de los intestinos y de la vejiga. Cuando se contrae una enfermedad, debemos concentrarnos en todos estos factores. Una vez que nos hemos ocupado de todo esto, podemos empezar con la administración de las sales de Schüssler.

Una combinación fructífera

En algunos casos de reumatismo, se emplea el *natrum phos.* simultáneamente con el *ferrum phos.* El fosfato nunca se encuentra en estado libre; siempre va combinado con otras sustancias. Se halla en la orina y se puede extraer de los huesos. Este compuesto se descubrió en Alemania en 1673 y, desde entonces, se le han encontrado muchas propiedades curativas. Descubrirás que los fosfatos están incluidos en algunos de los remedios más importantes de Schüssler y, entre otras muchas cosas, se utilizan como tónico nervioso.

El *natrum phos.* es el primer remedio que se recomienda en casos de indigestión. Pero si el trastorno se ha dejado sin atender durante demasiado tiempo o ha empeorado como consecuencia del uso de antiácidos o de otros medicamentos, la práctica habitual es combinarlo con el *natrum sulph.* Estas dos sales de Schüssler funcionan muy bien juntas. Si, además de indigestión, padeces dolores de cabeza situados en la frente, o si sientes que tienes el cráneo «demasiado lleno», piensa en el *natrum sulph.* Si padeces dolores de estómago o tienes la sensación de que este está lleno de líquidos amargos y espumosos, una vez más el *natrum phos.* puede obrar maravillas. Asegúrate también de alternar estas dos sales de Schüssler con varias dosis de *ferrum phos.*

Los dolores de espalda y el reumatismo

El *natrum phos.* también resulta muy útil para curar algunos dolores de espalda y en todos los casos crónicos y agudos de reumatismo inflamatorio. Altérnalo con las otras sales de Schüssler que están prescritas para tratar esta dolencia. Los dolores reumáticos o los crujidos en las articulaciones y la sensación de debilidad en las piernas son síntomas que precisan *natrum phos.*

El principal síntoma de que padeces un problema reumático que se puede tratar con este remedio es tener la lengua de color amarillo, así como otros síntomas en la boca y las glándulas sudoríparas. El propio doctor Schüssler fue el primero en advertir los efectos rápidos del *natrum phos.* en estos síntomas reumáticos. Si parecen empeorar durante la menstruación, tal vez necesites tomar *natrum phos*. La clave está en que el papel principal que desempeña esta sal es la descomposición del ácido láctico y la emulsión de los ácidos grasos. Se encuentra en la sangre, en los músculos, en los nervios y en las células del cerebro, y es necesario en caso de muchas enfermedades relacionadas con estos órganos.

En muchas afecciones el denominador común es la acidez de la sangre. Las sales de Schüssler, como ya sabes, actúan en las células individuales y el *natrum phos*. ayuda a reducir la acidez de la sangre. Este remedio se utiliza comúnmente para tratar trastornos como la gota, la úlcera de estómago y las lombrices. Ayuda a emulsionar el ácido láctico descompuesto, que produce dolores en las alteraciones reumáticas. Sin embargo, en la mayoría de los casos de reumatismo tóxico y ácido, se recomienda el *natrum phos*. junto a otras sales de Schüssler, como la sílice y el *kali sulph*. Un experto recomienda, en caso de reumatismo, utilizar las sales adecuadas de manera alterna, tres veces al día.

Los problemas oculares

El *natrum phos*. se ha empleado desde hace mucho tiempo para tratar la conjuntivitis, y es uno de los remedios consagrados para este trastorno. El doctor Schüssler fue el primero en advertir sus efectos en una niña que llevaba varios años padeciendo esta enfermedad. La pequeña tenía secreciones cremosas que le emanaban de los párpados, por lo que el doctor Schüssler le administró una dosis de este remedio tres veces al día. Una semana después, tenía los ojos claros y brillantes. En la actualidad, se cree que la razón principal de que se produzca esta curación es que los ojos son especialmente sensibles a las condiciones ácidas. El *natrum phos.* se emplea en muchos casos en que existe una secreción cremosa, por ejemplo, la vaginal.

Las adicciones

El doctor X. sufría una terrible adicción a la morfina y consiguió curarse con dosis bioquímicas de *natrum phos.* Durante dos meses, otro médico lo trató administrándole *natrum phos.* en forma de inyecciones hipodérmicas e incrementando poco a poco la dosis a medida que el nivel de morfina fue decreciendo. En dos meses, el médico había eliminado totalmente su adicción.

El vértigo

El vértigo es un síntoma inequívoco de que existe necesidad de tomar *natrum phos.*, especialmente si va acompañado por problemas gástricos que producen acidez. Digby D. lo padecía y llevaba varias semanas acuciado por este problema. El trastorno era tan intenso que no podía permanecer en pie. Cayó enfermo y vomitaba con mucha frecuencia. En el plazo de una semana se curó con *natrum phos.*

Otros usos

Otros trastornos para los cuales el *natrum phos.* ha resultado muy eficaz son las alteraciones del sueño, la comezón en el ano, los eccemas, la urticaria y la rubeola.

Sulfato de sodio
(*natrum sulph.*)

Un remedio milagroso para el asma

El sulfato de sodio (*natrum sulph.*), que se produce por la acción del ácido sulfúrico sobre la sal común, se encuentra de manera natural en grandes cantidades en muchos lagos salados. Cuando se elabora artificialmente, su nombre común es sal de Glauber, pero el que se usa como remedio en las sales de Schüssler, el *natrum sulph.*, siempre se obtiene directamente de fuentes naturales.

El cloruro sódico atrae el agua hacia los tejidos corporales y el *natrum sulph.* regula la *eliminación* de agua de estos tejidos. Por supuesto, este proceso tiene muchos beneficios saludables, lo cual hace que el *natrum sulph* sea un buen remedio para tratar muchos trastornos —algunos tan diversos como el asma, la diabetes, la gripe y viejas lesiones en la cabeza— debido a su poderosa influencia en el proceso de eliminación de los residuos celulares.

El asma

El *natrum sulph* es, de hecho, el principal remedio de las sales de Schüssler para tratar el asma. Los trastornos que se ven agravados por la humedad, la niebla o el clima húmedo son «pruebas» de esta sal; sin lugar a dudas, el asma empeora cuando se dan esas condiciones atmosféricas.

Una tos seca y asmática, con expectoración espesa y un deseo constante de realizar respiraciones largas y profundas, es un signo evidente de que necesitas *natrum sulph*. Además, la fiebre del heno que sobreviene durante un día húmedo y frío, o también durante un día húmedo y cálido, es un síntoma más de que el *natrum sulph*. puede ayudarte.

Este remedio, tomado en dosis elevadas, resultó fundamental en el caso de Frederick S., un niño de diez años tímido, inteligente e inquieto, que padecía tantos ataques de asma que su familia no podía conciliar el sueño por las noches. El pequeño sufría dos crisis todas las noches, siempre a la misma hora: una a las nueve de la noche y otra a las cinco de la mañana. El primer ataque parecía desencadenarse después de comer o después de haberse reído.

Cuando el problema se volvió insoportable, Frederick tomó *natrum sulph*. y, a la media hora, el ataque desapareció y su familia pudo pasar su primera noche completa de sueño en varios años. Pasados dos meses, los ataques habían acabado completamente. Además, el niño, que se había quedado débil y delgado, se volvió más activo, ganó peso y su rostro tenía un color más sano.

En otro fascinante caso, Ann M., una mujer de veintitrés años, se trasladó a vivir de Cleveland a Carolina del Sur. Esta joven rubia, de huesos pequeños y de una excelente salud, comenzó a padecer asma y una tos corta y seca. Este trastorno se prolongó durante dos terribles años. Después de tomar *natrum sulph.* en una concentración elevada, se recuperó completamente en solo dos semanas. También experimentó una mejoría general en su salud.

Nadie sabe por qué el *natrum sulph.* es un buen tratamiento para el asma, pero los médicos han relatado multitud de casos en los que curaban completamente un cuadro de asma prolongado. Tal vez esto se deba a su capacidad para para ayudar en la eliminación de residuos acuosos del riego sanguíneo. O, posiblemente, estos sorprendentes resultados están relacionados con su increíble capacidad para curar las membranas mucosas. Sea cual fuere la razón, si padeces asma, debes considerar al *natrum sulph.* tu aliado.

Es posible que los poderes de este sorprendente remedio se deban al hecho de que es una «super sal», es decir, actúa en los líquidos intercelulares, facilitando el proceso que permite que las células distingan qué elementos necesitan y qué sustancias son dañinas y deben eliminarse. El *natrum sulph.* actúa como un «sensor» y tiene la capacidad de ayudar a las células a encontrar sustento.

El *natrum sulph.* en combinación

El *natrum sulph.* es un buen tratamiento, tanto si se toma solo como en combinación con otras sales. Un cóctel bioquímico de *natrum sulph.* y sílice es un potente tónico para los ataques de asma: la sílice ayudará con los síntomas y el *natrum sulph.* irá directo a la raíz del problema. Muchas de las otras sales de Schüssler serán útiles para tratar casos específicos de asma (para saber cuáles son, consulta la guía simplificada de remedios), pero ten en cuenta que el *natrum sulph.* es el remedio número uno contra esta enfermedad.

¿Hasta qué punto es poderoso? Un hombre, llamado Gene V., se curó de su ataque de asma tomando *natrum sulph.*, en uno de sus peores ataques. Su respiración asmática era tan pronunciada que todos lo podían oír cuando venía de lejos. Los médicos le habían revisado los pulmones y no encontraron nada raro, pero los ataques prosiguieron. Durante una crisis particularmente terrible, tomó dos dosis de baja potencia de *natrum sulph*. Después de eso, el problema llegó a mejorar hasta que solo necesitó varias dosis ocasionales. Su respiración asmática había desaparecido.

En otro caso, Christine K., una mujer de treinta y dos años cuya abuela había fallecido a consecuencia del asma y que ella misma lo llevaba sufriendo desde que tenía cuatro años, encontró un gran alivio con el *natrum sulph.* y el *medorrhinium*, un remedio botánico homeopático. Christine se recuperó del asma, pero su médico seguía preocupado por su estado mental. La joven sufría muchos temores: miedo a caer enferma, al fuego, al dolor, a la enfermedad, a lugares elevados, a volar, a los extraños, a las arañas, a las serpientes y a otras cosas, pero por encima de todo, tenía miedo a gastar dinero.

Había dejado a su familia en Denver hacía varios días, lo cual le producía una enorme ansiedad. En uno de sus ataques, se encontraba en San Francisco, donde conoció a un médico homeópata. Este le proporcionó una dosis elevada de *medorrhinium* que eliminó sus divagaciones confusas. La joven volvió junto a su familia y, a partir de entonces, comenzó a disfrutar de la vida.

El asma que se ve agravado por un clima cálido y húmedo puede curarse especialmente con el *natrum sulph*. Helen B., que padecía un caso agudo de asma cuando el tiempo cambiaba, encontró alivio a sus síntomas tomando esta sal. El problema le sobrevino de nuevo dos años después tomó otra vez una dosis elevada y nunca más volvió a sufrir un ataque.

La diabetes y la digestión

La diabetes es otra enfermedad que el *natrum sulph.* ha tratado con éxito. Cuando se descubrió la insulina, todo el mundo pensó que había dejado de ser una enfermedad que suponía una amenaza para la vida. Sin embargo, los diabéticos presentaban en muchas ocasiones efectos secundarios fatales como, por ejemplo, fallos cardiacos. Algunas autoridades médicas creen que el aumento de la ingesta de azúcar en la dieta es la causa del notable incremento de los casos de diabetes.

El *natrum sulph.* puede desempeñar un papel esencial en el tratamiento de muchos problemas relacionados con la digestión; por esa razón, a menudo es un tratamiento muy importante en los casos de diabetes. También ha sido muy útil para ayudar a las personas que sufren problemas en la vesícula biliar. Por supuesto, si sufres estos problemas, no deberías tratarte tú solo: consulta con tu médico.

La gripe

Según el doctor Charles S. Vaught, el *natrum sulph.* cura la gripe, y añade que un excesivo catarro, picor, escabiosis o eccema son síntomas de una deficiencia del sulfato de sodio. El propio doctor Vaught sufrió gripe en sus primeras etapas y la «convirtió en un recuerdo del pasado» tomando *natrum sulph.* Otros médicos afirman haber curado casos difíciles de gripe utilizando este remedio. Bill A., bibliotecario de veintiséis años, cuando se levantó temprano para ir a trabajar se sentía perfectamente bien. Luego, de repente, a las diez de la mañana, comenzó a notarse fatigado y exhausto. Empezó a estornudar y su temperatura corporal se elevó. Todos ellos eran síntomas de gripe. El *natrum sulph*., tomado cada hora, le permitió a sentirse mejor de inmediato y volver al trabajo al día siguiente.

Una autoridad en bioquímica aconseja disolver dos o tres tabletas de *ferrum phos*., *natrum sulph*. y *kali mur*. en un vaso de agua caliente y beberla cuando amenace una gripe. Las dosis, en potencia 6x, se deberían repetir cada treinta minutos.

Las lesiones en la cabeza

Una característica interesante del *natrum phos*. es su capacidad para ayudar en casos de lesiones en la cabeza. En estos tiempos de autopistas congestionadas y calles pobladas que vivimos, podemos sufrir fácilmente accidentes que tengan efectos duraderos.

Bob R., estudiante de medicina de segundo curso, tuvo un accidente de moto y sufrió un grave trauma en la cabeza, así como diversas fracturas en varias costillas y vértebras. Entró en coma y tuvo que ser alimentado de forma intravenosa durante varios meses. Finalmente, sus médicos decidieron realizar una intervención quirúrgica muy delicada para salvarle la vida. Diez días después de la operación, todos pensaban que no había esperanza para él. Entonces, un médico sugirió que le suministraran *natrum sulph*. en potencia 200x.

Una semana después de que el paciente hubiera comenzado este tratamiento, empezó a experimentar una mejoría notable. En solo tres semanas había recobrado la conciencia, podía comer, escribir palabras sencillas, conversar entre susurros y leer y comprender periódicos y revistas. Desde entonces, en el hospital donde sucedieron estos acontecimientos se suministra *natrum sulph.* en todos los casos como este.

Otros beneficios

La sales *natrum sulph.* controlan en gran medida la acción del hígado según la teoría bioquímica. En épocas de clima húmedo y opresivo, unas pocas dosis de esta sal te ayudarán a recuperarte de la sensación de abatimiento y cansancio.

La deficiencia de *natrum sulph.* puede dar lugar a la aparición de una serie de síntomas psicológicos. La irritabilidad, consecuencia habitual de nuestra vertiginosa vida moderna, es el síntoma principal de esta carencia. El *natrum sulph.* proporcionará resultados rápidos y confortantes, siempre y cuando los ataques de ira que sufras se deban a una deficiencia de sulfato de sodio y no al hecho de que te irriten los políticos o las deudas.

El *natrum sulph.* es una poción natural que te permitirá dormir. Si tienes problemas para conciliar el sueño o sufres sueños alterados, si no encuentras descanso al dormir, si te despiertas demasiado temprano y con demasiada frecuencia, toma una dosis de *natrum sulph.* Tomado cada hora, comenzando unas horas antes de acostarte, conseguirá hacer lo que tanto prometen en los folletos de los medicamentos. Además, este remedio es completamente inocuo. Es imposible que te vuelvas adicto a él. Cuando lo hayas tomado durante un breve periodo de tiempo, descubrirás que han desaparecido tus problemas relacionados con el sueño, y que te ha proporcionado la apariencia refrescante y la paz mental que se derivan de una noche de descanso.

Igualmente, si pasas frío por las noches, especialmente en las manos o en las extremidades inferiores, piensa en la posibilidad de convertir el *natrum sulph.* en tu manta eléctrica natural.

La sensación de desánimo es otro síntoma de que puedes necesitar *natrum sulph.* Muchas personas encuentran dificultades para ponerse en marcha por las mañanas. Sin embargo, si siempre te sientes deprimido y desanimado cuando te levantas, piensa en esta sal. Si la tomas con asiduidad, te proporcionará una perspectiva mental mucho más alegre.

El *natrum sulph.* muchas veces también resulta útil en casos de gota y para aliviar el dolor dental. Muchas de las enfermedades que se pueden aliviar mediante este remedio en realidad necesitan los tres remedios con sodio: *natrum mur.*, *natrum sulph.* y *natrum phos.* Si te sientes irritable como consecuencia de la biliosidad, si sufres dolor de cabeza alojado en la parte superior de esta, si padeces mareos, si sufres somnolencia o si tienes sueños o pesadillas que te producen ansiedad, te aconsejo que tomes una combinación de estas tres sales.

Sales de Schüssler para la juventud y la belleza

Durante siglos, las mujeres han intercambiado distintos secretos de belleza sobre la manera de desarrollar y mantener su atractivo vivo y resplandeciente a cualquier edad. Prueba este sencillo plan de belleza en el que participan las sales de Schüssler y haz un pequeño esfuerzo durante un periodo de entre treinta y sesenta días. Te aseguro que te sentirás encantada con los resultados.

La importancia de una buena nutrición

Como verás, los doce remedios de Schüssler pueden desempeñar un papel muy importante en la recuperación de la salud perdida por una dieta deficiente. Esta misma dieta, que contribuye a la aparición de muchos problemas de salud, también puede afectar a la apariencia física de una persona. Algunos de los síntomas de que tu cuerpo no está recibiendo una nutrición adecuada son una tez pálida, líneas y arrugas incipientes, un tono muscular deficiente, un cansancio generalizado, círculos oscuros bajo los ojos, insomnio y piel reseca. Estos problemas te impiden mantener un buen aspecto y pueden desanimarte a intentar cualquier cosa que te haga mejorar de apariencia. Pero descuidar tu apariencia física solo causa más problemas y, de ese modo, se crea un círculo vicioso.

Si eres como la mayoría de las mujeres, probablemente te levantarás a rastras por las mañanas, llegarás tarde a trabajar o irás corriendo a recoger a tu marido y a los niños del trabajo y de la escuela. No tienes tiempo para prepararte un buen desayuno, aunque es posible que hayas tenido que prepararlo para tu familia. Así, ¿qué te concedes a ti misma? Un café solo y una tostada poco hecha. Cuando tu cuerpo intenta decirte que necesita nutrirse para ayudarte a afrontar el día, lo ignoras.

Al acercarse el mediodía, probablemente descubres que estás absolutamente muerta de hambre. Te encuentras trabajando, acudes corriendo a la máquina de aperitivos y devoras un almuerzo de dudoso valor: posiblemente solo comes un sencillo bocadillo de pan blanco consistente en un poco de queso procesado, jamón y lechuga, más café y un postre procesado. Hay muchas calorías en esa comida, pero tu cuerpo ha recibido muy pocos de los nutrientes que realmente necesita para mantenerte sana y bella.

A la hora del almuerzo, probablemente te sientes agotada y no tienes ganas de preparar una comida nutritiva. Probablemente lo único que te puedas permitir sea algo de comida rápida o para llevar. Si todo esto te suena, detente un momento y reflexiona sobre esta triste realidad. Si continúas descuidando tu cuerpo y abusando así de él, lo único que te puede suceder es que experimentes un envejecimiento temprano, especialmente si eres una mujer joven que está convencida de que tiene que pasar constantemente hambre para mantener una silueta delgada y estar a la moda.

Cuando empieces a planificar un programa nutricional que resulte más beneficioso para tu organismo, la sal *calc. phos.* te podrá ayudar. Tómala antes o después de las comidas y, a continuación, reflexiona sobre esas comidas. (Revisa la sección sobre el *calc. phos.* de la página 71, que te ayuda a visualizar los mecanismos nutricionales de tu cuerpo en el trabajo.) Deberías evitar las comidas pesadas y ricas en grasas y adquirir el hábito de tomar un buen desayuno. Este desayuno puede ser muy sencillo: un tazón de cereales integrales con un poco de fruta fresca y leche, un pedazo de queso fresco, una tostada integral y zumo de frutas. Los cereales integrales son enormemente importantes en la dieta, por las preciosas vitaminas y minerales que contienen.

Puedes llevarte el almuerzo al trabajo. Debería incluir verdura, una ensalada fresca —a ser posible cruda—, huevos cocidos o fiambre y, tal vez, pan integral y mantequilla. Evita todos los refrescos, incluyendo aquellos que contengan edulcorantes artificiales. Toma al menos ocho vasos de agua pura al día. La cena debería ser la comida más ligera de la jornada. Una ensalada o una sopa ligera y un poco de fruta sería el menú ideal.

Recuerda que el azúcar es absolutamente inútil en la dieta. No tiene ningún valor nutritivo y muchos expertos están convencidos de que puede dañar gravemente tu salud. También añade muchas calorías vacías. Debes tener en cuenta que se trata de un ingrediente que se encuentra en muchos alimentos empaquetados. Sería buena idea leer meticulosamente las etiquetas del paquete y tomar frutas frescas y verduras en lugar de frutas y verduras empaquetadas o congeladas. Pero debes tener cuidado con los llamados productos «naturales». Si lees atentamente los ingredientes que contienen, descubrirás que con frecuencia están saturados de azúcares o conservantes químicos.

Tomar sales de Schüssler y, a continuación, ingerir azúcar es como acudir a una reunión de alcohólicos anónimos y luego volver a casa y tomarse un cóctel. La salud es el resultado de una combinación de varios factores, de los cuales las sales de Schüssler forman parte integral. Pero estos remedios no pueden funcionar si abusas de tu cuerpo de otra manera.

Una vez que tu dieta sea sana, advertirás que empiezas a ser una nueva persona. Perderás esos kilos que no deseas, disfrutarás de más energía, descubrirás que posees una personalidad más brillante y comenzarás a lucir un mejor aspecto.

El papel de las sales de Schüssler

El *calc. phos.* es el remedio que hará que te sientas bien en todo momento. Habitualmente se prescribe para curar los trastornos que producen agotamiento y desánimo, y puede ayudarte a recuperar la energía. El *kali sulph.* y el *ferrum phos.* también son esenciales para cualquier nuevo régimen de salud. Ambas sales transportan oxígeno a través de tu cuerpo y te ayudan a recuperar la salud. Prueba a tomar estos remedios a diario antes de hacer ejercicio.

Tu tabla de ejercicios no tiene por qué ser un programa uniforme como el que has podido seguir cuando estabas en el colegio. Un programa de ejercicios sencillos y personalizados puede convertirse en una extraordinaria manera de aliviar la tensión y te permitirá acabar rápidamente con esa sensación de agotamiento y cansancio.

Si no te gusta practicar deportes o ejercitarte en el gimnasio, puedes dar un largo paseo o salir a correr durante unos minutos por algún lugar hermoso de los alrededores. Si te gusta meditar en soledad, da ese paseo tú solo. Si prefieres compañía, ya que eso puede ayudarte a pasar los kilómetros de forma más placentera, invita a tu familia o a tus amigos a que salgan a pasear contigo. Cuando haga calor, puedes ir a nadar. Si te sientes exultante, aprovecha esa sensación para salir a correr durante unos minutos. No tardarás en descubrir que el ejercicio se ha convertido en algo que asocias con los tiempos felices. Pronto comenzarás a sentirte cada vez mejor, cuando te des cuenta de que ese es el momento del día que dedicas a sentirte bien realizando ejercicio.

Por la noche, justo antes de irte a dormir, toma *ferrum phos.*, *kali sulph.*, *mag. phos.* y *natrum phos.* Todos ellos te ayudarán a dormir bien. Además de una dieta sana y un poco de ejercicio, tu plan de belleza con las sales de Schüssler debería incluir muchas horas de sueño.

Dormir muchas horas para mantenerte sana puede sonar sencillo. Todo el mundo sabe que el sueño es importante, pero ¿cuántas personas duermen de verdad las suficientes horas cada noche? Probablemente muy pocas. Si no puedes conciliar el sueño hasta las tres y media de la madrugada porque padeces insomnio y tienes que levantarte a las siete, es imposible que te sientas bien. Si eres una de esas personas con cara de sueño que desperdician las horas de la noche viendo la televisión porque no eres capaz de relajarte de otra manera, prueba a tomar las sales de Schüssler mencionadas. De ese modo, conseguirás convertirte en una «bella durmiente».

Recuerda que una de las condiciones para sentirte bella es mantener hábitos saludables: buena dieta, ejercicio y suficiente descanso. La vida errática no ayuda a tu aspecto físico ni tampoco prolonga tu juventud. Una perspectiva serena de la vida acompañada de un buen sentido del humor también puede ayudarte a desarrollar un atractivo tanto interior como exterior.

El *ferrum phos.* es el «tónico de la belleza». Se utiliza combinado con otras sales de Schüssler para tratar muchos trastornos pero también resulta extraordinariamente eficaz por sí mismo. Algunas veces, también es conveniente tomar *kali phos.*, el calmante de los nervios, tanto para recuperar la paz mental como para fomentar una actitud más positiva y devolver el color a las mejillas.

El *ferrum phos.* desempeña un papel importante en el mantenimiento de la buena salud, la cual, por supuesto, es la parte más importante para estar hermosa. Resulta especialmente eficaz si te sientes abatida, ya que eso se reflejará en tu rostro. Todas las demás sales de Schüssler fosfatos te harán sentirte más animada, pero el *ferrum phos.* te proporcionará la base física para disfrutar de una buena salud. Si te sientes abatida, tómalo dos veces al día, por la mañana y por la noche, y observa cómo tus síntomas de tristeza desaparecen.

Para tener unas uñas y un cabello hermosos

Si envidias a las mujeres que lucen un cabello largo y brillante y unas uñas largas y elegantes, no eres la única. Pero puedes tener la sensación de que disfrutar de unas uñas y un cabello hermosos es un sueño imposible. Los fortalecedores de uñas comerciales pueden funcionar al principio, pero contienen una serie de productos químicos que a la larga resultan perjudiciales. Los acondicionadores de cabello no son eficaces y están llenos de agentes químicos extraños. Por tanto, ¿qué debes hacer? Muy sencillo: tomar sílice.

La sílice, el purificador natural de las células, está recomendada para tratar muchos trastornos. Pero resulta especialmente útil en el cuidado del cabello y de las uñas. Tómala tres veces al día, por la mañana, a mediodía y por la noche. Al mismo tiempo, asegúrate de que sigues una dieta adecuada y de que descansas muchas horas. En un plazo de treinta días, deberías ver cómo tu cabello adopta un brillo sano y desaparecen las puntas abiertas. Tus uñas serán más fuertes, más largas y menos propensas a romperse o a quebrarse.

Eliminar la retención de líquidos

Otro problema que puede impedir que estés bella es la retención de líquidos. Muchas mujeres que experimentan este trastorno tienden a empeorar como consecuencia de su periodo menstrual, aunque en las más susceptibles a veces es un trastorno que se encuentra siempre presente. Si tienes un problema de retención de líquidos, toma *natrum sulph.* y *natrum mur.* antes de las comidas para que te ayuden a regular los líquidos corporales. Una escasa ingesta de sal puede ayudar a tu corazón e, incluso, te echará una mano a la hora de conseguir un nuevo cuerpo más esbelto. Algunas de las otras sales de Schüssler que tomarás si sigues este programa también te ayudarán a prevenir la obesidad. Toma *calc. fluor.*: mantiene a raya la obesidad y también es bueno para el esmalte de tus dientes.

Por cierto, si sufres especialmente problemas con la retención de líquidos antes del periodo menstrual, prueba a aumentar tu programa de ejercicios. El ejercicio físico también ayuda a aliviar los calambres menstruales, que algunas veces están relacionados con la retención de líquidos.

Las venas varicosas

Las venas varicosas son una forma desagradable de recordarnos que nos estamos haciendo viejos. También son dolorosas. Desde hace años, para tratarlas se recomienda tomar *calc. fluor.*, la sal que fomenta la flexibilidad y la elasticidad, junto al *ferrum phos.* y a la sílice, sales de Schüssler que ya deberían estar incluidas en tu dieta.

Ingiere *calc. fluor., ferrum phos.* y sílice por las mañanas y por las noches, pero dales tiempo para que hagan efecto, especialmente si llevas padeciendo mucho tiempo este trastorno. Deberías encontrar confort y alivio, y mejorar tu apariencia física en un plazo razonable de tiempo. Si no es así, o si el trastorno empeora, consulta con tu médico. Además de tomar sales de Schüssler, existen otros procedimientos médicos para tratar este problema.

Una tez clara y fresca

La sílice, una sal que ya deberías tomar para cuidar el cabello y las uñas, también es buena para el aspecto del rostro. Pero hay otra sal que es especialmente útil para mejorar la tez: el *calc. sulph.*, un sanador y purificador de la sangre. Si el rostro se te suele llenar de acné, lo mejor es tomar *calc. sulph.* antes de que los granos comiencen a supuran pus. Si el pus ya ha aparecido, toma además *kali mur.* Las sales de Schüssler se deberían tomar cada dos horas hasta que los granos hayan descargado todo el pus. A continuación, únicamente dos veces al día, por la mañana y por la noche. Deberías ingerirlas cada vez que tu piel vuelva a tener acné. Tanto el *calc. phos.*

como el *kali sulph.* ayudan a regenerar nuevas células de la piel, pero estas dos sales de Schüssler ya las deberías haber incluido en tu dieta. Igualmente, para tener una piel sana y bella, apártate de los alimentos ricos en grasas y de los que contienen demasiada sal y azúcar.

Cosmético natural elaborado con sales de Schüssler

El aguacate es uno de los mejores cosméticos que puedes adquirir. Puedes crear tu propio cosmético con este fruto o encontrar cremas de aguacate en los establecimientos de productos naturales. No te dejes engañar por los productos de las grandes firmas elaborados con cosméticos químicos que utilizan un toque de aguacate para aumentar las ventas. Estos productos siguen siendo esencialmente químicos y pueden ser irritantes o incluso peligrosos.

Para elaborar tu propia crema de aguacate, machaca la carne del fruto y guárdalo en el frigorífico durante tres días. A continuación, añade una cucharada de una combinación de varias sales de Schüssler, disueltas en agua y aceite de germen de trigo (o una crema comprada en una tienda de alimentos dietéticos). El resultado será un producto que, si se utiliza de manera habitual, debería ayudarte a eliminar las líneas flácidas de la mandíbula, los músculos caídos y la papada.

¿Por qué hay que elaborar una mezcla con aguacate y sales de Schüssler? Porque los aguacates son el mejor emoliente natural. Son ricos en sales minerales y en humectantes naturales: sustancias que atraen el agua. El agua (no el aceite) crea una piel suave y hermosa, y el aguacate, aplicado a la piel, con sales de Schüssler y vitamina E (en forma de aceite de germen de trigo) añadidas, es el mejor cosmético que puede existir. Utilízalo en tu plan de belleza junto con las sales de

Schüssler. Aplícate la crema de aguacate y las sales sobre el rostro por las noches y comienza a añadir las sales de manera asidua a tu dieta.

Otros problemas de belleza

Si deseas aliviar los problemas de acné, los de cabello y cuero cabelludo, la obesidad, las verrugas, la excesiva sudoración, las quemaduras del sol, la fatiga y el envejecimiento prematuro, revisa la guía simplificada de remedios para encontrar los tratamientos adecuados.

Glosario

AGUDO. En la terminología de las sales de Schüssler, «agudo» indica un problema de salud en particular que aparece repentinamente o empeora (ver *crónico*).

ALOPATÍA. La medicina que no es homeopática: la medicina convencional.

BIOQUÍMICA. Sistema simplificado de medicina homeopática del doctor Schüssler. El doctor Schüssler creía que sus sales contienen todos los ingredientes activos de la *materia médica* homeopática en su conjunto (ver *homeopatía*).

CRÓNICO. Es un problema de salud o un trastorno que persiste durante un periodo de tiempo relativamente largo sin que se produzca ningún cambio notable en los síntomas o en las modalidades. En la terminología de las sales de Schüssler, es lo opuesto a lo agudo.

Homeopatía. Es un sistema medicinal creado por Samuel Hahnemann en el siglo XVIII. La homeopatía se concentra en dos conceptos: lo semejante cura lo semejante y las dosis pequeñas son las más efectivas. Un ejemplo de ello son las vacunas: a una persona se le inyecta el virus de una enfermedad en particular para estimular su resistencia a ella. El sistema del doctor Schüssler, la bioquímica, es una versión simplificada de la homeopatía.

Materia médica. Los miles de minerales y de remedios botánicos que se emplean como medicinas homeopáticas, de los cuales las doce sales de Schüssler son una versión simplificada.

Medicina holística. La bioquímica tiene una naturaleza esencialmente holística, es decir, trata a todo el individuo, y no solo sus síntomas funcionales. Cada persona se considera diferente a las demás y presenta una serie de requisitos particulares en su salud. La medicina holística participa de todas las fases de la salud —dieta, entorno y estado mental—, así como de la enfermedad.

Ósmosis. Es el proceso mediante el cual las sales de Schüssler llegan hasta las células que las necesitan. Esto implica una infiltración a través de la membrana celular para penetrar en la célula.

Potencia. Es la dosis de una sal en particular. Por ejemplo, la potencia 6x contiene menos de una parte por millón de ingrediente activo. El resto de la tableta está formado por lactosa. Según la teoría homeopática, en el sistema de sales de Schüssler, cuanto menos ingrediente activo haya en la tableta, mayor será su potencia.

Pruebas. Son síntomas de una mala salud producidos en una persona sana por un remedio bioquímico u homeopático.

Según la teoría de «lo semejante cura lo semejante», el remedio debería mejorar la salud de un individuo que padece los mismos síntomas.

REMEDIO CONSTITUCIONAL. Es el remedio en particular que puedes necesitar para tu caso en particular, a veces con independencia de los síntomas. Sin embargo, los síntomas que presentas generalmente indican cuál es tu remedio constitucional.

SUPURACIÓN. Pus, o liberación de pus.

SINERGISTA. Es un elemento químico o mineral que actúa conjuntamente con otro elemento químico o mineral para realizar una tarea en particular. En el sistema de las sales de Schüssler, muchas de ellas, especialmente aquellas que pertenecen al mismo grupo mineral, actúan juntas para conseguir un resultado en particular.

TRITURACIÓN. Es el proceso mediante el cual el ingrediente de una sal en particular se desmenuza en dosis mínimas según la teoría homeopática.

Lista de recursos

Dónde obtener sales de Schüssler

Muchas de las tiendas de productos ecológicos y farmacias actualmente poseen sales de Schüssler individuales y fórmulas combinadas. Puedes encontrarlas en la sección de complementos nutricionales.

También puedes encargar estos remedios a través de Internet y por teléfono. En los Estados Unidos, algunas compañías, como Homeopathy Overnight, ofrecen sales de Schüssler procedentes de los principales fabricantes: Dolisos, Standard Homeopathic y Boericke and Tafel. Para más información, visita su página web, www.homeopathyovernight.com o llama al 1-800-276-4223.

Índice temático

A

Abdomen hinchado 139

Abscesos 29, 142, 147, 151

Absorción atómica 108

Ácido
    fosfórico 27, 127
    láctico 31, 173
    graso 31, 173

Acné 82, 90, 118, 144, 147, 190, 192

Adicción a la morfina 174

Agarrotamiento 109, 112. *Véase también* Artritis, reumatismo.

Agotamiento 47, 97, 100, 102, 116, 117, 119, 131, 143, 148, 152, 159, 186, 187. *Véase también* Debilidad, fatiga, abatimiento, cansancio, vitalidad.

Agua 17, 24, 31, 36, 37, 47, 48, 52, 53, 56, 59, 63, 65, 67, 82, 86, 88, 112, 113, 114, 115, 116, 121, 136, 137, 139, 151, 162, 163, 165, 168, 175, 180, 185, 191

Aguacate 191, 192

Ahogamiento 91

Alcohol 36, 37, 149, 150, 151, 160

Alcoholismo 108

Alergia 107, 146. *Véase también* Fiebre del heno, urticaria.

Almorranas 44

Amigdalitis 77

Ampollas 27, 119, 147

Anemia 25, 44, 48, 51, 71, 73, 74, 82, 92, 96, 97, 98, 104, 123, 162

Angina 109, 113, 132
    de pecho 109, 113, 132

Ansiedad 28, 94, 126, 168, 170, 178, 182. *Véase también* Nerviosismo.

Antiácidos 168, 172

Añoranza 127, 144
Apariencia 78, 181, 183, 184, 190
Apetito 50, 51, 53, 57, 73, 93, 110, 121, 127, 139
Ardor 170
Arterias 25, 27, 96, 120
Artritis 30, 44, 53, 114, 147. *Véase también* Gota, reumatismo, agarrotamiento.
Asma 29, 30, 31, 44, 57, 69, 80, 109, 118, 119, 132, 133, 140, 142, 148, 175, 176, 177, 178 bronquial 29, 44, 80, 140
Aspirina 92, 112, 150, 151, 159
Aturdimiento 109
Aversión a los alimentos 169

B

Boca seca 68
Boericke, Garth W. 103, 196
British Homeopathic Journal 160
Bronquitis 44, 56, 57, 88, 89, 102, 140
Bultos en el pecho 66

C

Cabello 29, 45, 52, 76, 135, 138, 146, 159, 188, 189, 190, 192
Calambres 26, 45, 46, 51, 83, 107, 109, 110, 112, 113, 115, 116, 190
estomacales 113. *Véase también* Dolor de estomago musculares 45
Calc. fluor.. *Véase* Fluoruro de calcio
Calcio 21, 22, 23, 24, 25, 26, 27, 37, 44, 61, 62, 63, 64, 65, 66, 67, 68, 70, 71, 72, 74, 75, 76, 77, 78, 79, 80, 81, 85, 106, 107
Calc. phos.. *Véase* Fosfato de calcio
Calc. sulph.. *Véase* Sulfato de calcio
Calvicie 52, 133, 137, 159

Cansancio 97, 181, 184, 187. *Véase también* Debilidad, agotamiento, fatiga, pereza, vitalidad.
Caspa 45, 52, 133, 135, 137, 144, 147
Cataratas 55, 69, 80, 142, 149
Catarro 117, 179
Células cerebrales 26, 117
Cerebro 26, 27, 31, 68, 97, 100, 107, 114, 116, 127, 130, 131, 142, 159, 173
Cloruro
potásico 26, 27, 117
sódico 26, 30, 31, 157, 159, 162, 163, 165, 175
Coagulación 27
Comezón 45, 174
Confusión 108
Congestión 25, 96, 103. *Véase también* Senos nasales, problemas
Conjuntivitis 55, 69, 89, 90, 173
Conmoción 51, 165
Contextura de la piel. *Véase* Pecas
Convalecencia 27, 48, 80, 118
Convulsiones 109, 171
Corazón 26, 28, 52, 93, 100, 107, 113, 122, 126, 127, 132, 151, 163, 164, 168, 189
Córnea 69, 89, 90
Cuello 56, 138
cabelludo 137, 192

D

Debilidad 45, 47, 49, 80, 97, 110, 138, 150, 152, 172
general 47, 110, 138. *Véase también* Agotamiento, fatiga, abatimiento, cansancio, vitalidad.
Decaimiento 68
Deficiencia de hierro 100
Demencia 28
Deposiciones 46, 47, 94, 100, 140, 151, 165

Índice

1-14